Wolfgang Maly
Die Maly-Meditation

Wolfgang Maly
Antje Maly-Samiralow

Die
Maly-Meditation

Wie Zuwendung heilen kann

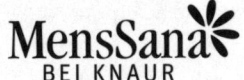
MensSana
BEI KNAUR

Besuchen Sie uns im Internet:
www.mens-sana.de

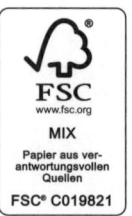

Fotos: Nepomuk Karbacher
Umschlaggestaltung: ZERO Werbeagentur, München
Umschlagabbildung: FinePic®, München
Satz: Daniela Schulz, Puchheim
Druck und Bindung: C. H. Beck, Nördlingen
Printed in Germany
ISBN 978-3-426-65712-6

2   4   5   3   1

Inhalt

Widmung

Ich widme dieses Buch den Ordensschwestern und -brüdern der Steyler Mission im niederländischen Mutterkloster Steyl. Ihnen ist es zu verdanken, dass ich die Maly-Meditation für andere Menschen zugänglich gemacht und sie in die Breite getragen habe.

Vorwort

Wenn Krebs oder eine schwere, lebensbedrohende Erkrankung festgestellt wird, ist dies für den betroffenen Patienten, aber auch für seine Angehörigen immer eine schlimme Diagnose. Schlagartig ändert sich alles im Leben und im Umfeld dieser Menschen, und sie fühlen sich wie im freien Fall. Es ist, als würde sich eine unsichtbare und unüberwindbare Mauer auftürmen. Auch das Umfeld ist verunsichert. Angehörige wissen nicht, wie sie mit dem Erkrankten umgehen sollen. Besonders schwierig gestaltet sich der Umgang mit der ohnehin kraftzehrenden Situation in Familien, in denen der Zusammenhalt und die zwischenmenschliche Wärme verloren gegangen sind, oder bei Paaren, die sich auseinandergelebt haben.

In unserer schnelllebigen Zeit fühlen sich Patienten oft auf sich allein gestellt. Sie sind überfordert mit dem existenziellen Problem der Erkrankung und fühlen sich der Schulmedizin »ausgeliefert«. Aufgrund meiner langjährigen Praxis und der persönlichen Erfahrungen, die ich bis heute sammeln konnte, bin ich zu der Überzeugung gelangt, dass insbesondere bei Krebsleiden die besten Ergebnisse und die besten Prognosen nur durch ein ganzheitliches Behandlungskonzept erreicht werden können. Dieses ganzheitliche Konzept umfasst die Schulmedizin (Operation, Chemotherapie, Strahlentherapie, Psycho-Onkologie), die

die Hauptsäule und die Basis darstellt, sowie komplementärmedizinische Maßnahmen, die der Patient in Eigenverantwortung und aus eigener Überzeugung ergänzen sollte. Wer ausschließlich auf die Möglichkeiten der Schulmedizin vertraut und keinen eigenen Beitrag zur Heilung leistet, vor allem im Hinblick auf die Änderung seiner Lebensgewohnheiten, wird nicht den gewünschten Heilungserfolg erzielen. Patienten müssen auch selbst aktiv werden, um optimale Voraussetzungen für den Heilungsprozess zu schaffen.

Durch eine onkologische Operation kann ich als Chirurg für die Patienten die Zeiger wieder auf null stellen. Eine anschließende Chemo- und/oder Strahlentherapie soll ein Wiederkehren des Tumors verhindern. Doch reichen diese Maßnahmen aus meiner Sicht nicht aus. Deshalb rate ich meinen Krebspatienten grundsätzlich zu einer komplementärmedizinischen Behandlung sowie zu einer Lebensstiländerung, die sie zusätzlich zu den notwendigen schulmedizinischen Maßnahmen in Anspruch nehmen bzw. umsetzen sollten. Dazu gehören unter anderem die Umstellung der Ernährung, etwa durch die Reduktion von Zucker und Kohlenhydraten, des Weiteren die Einnahme von Nahrungsergänzungsmitteln (z. B. Brokkoli), aber auch Mistelpräparate und nicht zuletzt Behandlungskonzepte wie Meditation, Traditionelle Chinesische Medizin oder Hyperthermie.

Auch wenn die Wirksamkeit all dieser Maßnahmen im Hinblick auf ein besseres Heilungsgeschehen von Krebserkrankungen bislang nur in Ausnahmen bewiesen werden konnte, halte ich solche Alternativen für wichtig und richtig. Ich möchte an dieser Stelle aber ausdrücklich davor warnen, dass es betrügerische Menschen gibt, die offenkundig aus der Not schwerkranker Menschen ihren Nutzen ziehen wollen. Wenn man im Internet nach »alternativen« Behandlungskonzepten sucht, stößt man mitunter auf Angebote, bei denen die Alarmglocken der Patienten laut schrillen müssten.

Dennoch erscheint es mir wichtig, dass die Betroffenen drei bis fünf komplementärmedizinische Konzepte auswählen, von denen sie selbst überzeugt sind und die als Begleitmaßnahmen ihren Heilungsprozess unterstützen können.

Ein großes Problem der deutschen Schulmedizin ist, dass aufgrund der Technisierung und der zunehmenden Ökonomisierung der Medizin die Zuwendung zu den Patienten und ihren Angehörigen eindeutig zu kurz kommt. Es besteht meist viel zu wenig Zeit, um sich den Patienten als Menschen zu widmen und das therapeutische Gespräch zu pflegen. Hinzu kommt, dass viele Schulmediziner komplementärmedizinische Maßnahmen komplett ablehnen. Gerade in Deutschland ist es sehr schwierig, sich als Schulmediziner zu diesem Thema zu äußern. In großen Tumorzentren in den USA, beispielsweise am Memorial Sloan-Kettering Cancer Center, gibt es bereits eigene Abteilungen, die sich komplementärmedizinischen Behandlungskonzepten widmen. Dort wird diese Herangehensweise als integrative Medizin bezeichnet und sogar intensiv erforscht.

Die christlich basierte Maly-Meditation möchte ich als eine wichtige komplementärmedizinische Maßnahme besonders empfehlen. Das Buch, das Sie gerade in den Händen halten, beschreibt diese spezielle Meditation aus allen Blickwinkeln ausführlich und anschaulich. Durch Liebe, Zuwendung und die Kraft des Glaubens, die Patienten während der Maly-Meditation erfahren, schöpfen sie neue Hoffnung und Lebensmut. All das führt letztlich dazu, dass ihre inneren Selbstheilungskräfte geweckt werden können.

In diesem Buch werden auch wissenschaftliche Erklärungsansätze beschrieben, die die potenziellen Wirkmechanismen der

Maly-Meditation darlegen. Ein Punkt, der mir bei dieser Meditation wichtig erscheint, ist die Einbeziehung der Lebenspartner und der Angehörigen. Dadurch werden zwischenmenschliche Nähe und Liebe wieder aufgebaut und vertieft, Komponenten, die aus meiner persönlichen Beobachtung wichtig für den Heilungsprozess sind. So kann es gelingen, dass Patienten und Angehörige mit guter Aussicht auf Heilung gemeinsam in die Zukunft gehen.

Ich wünsche diesem Buch eine weite Verbreitung, auf dass es unseren Patienten und ihren Angehörigen eine hilfreiche Unterstützung im Heilungsprozess von Krebserkrankungen und anderen schweren Krankheiten ist.

Professor Dr. med. Waldemar Uhl,
Professor für Chirurgie am St. Josef-Hospital Bochum
Sommer 2012

1
Mein Weg zur Maly-Meditation

Sie werden sich vielleicht fragen, warum die Meditationsform, die ich Ihnen mit diesem Buch nahebringen möchte, nach mir benannt ist?

Die Antwort ist einfach. Ich habe sie für mich entwickelt, für meinen Körper und meine durch eine leidvolle Krankengeschichte geschundene Seele.

Mehr als fünf Jahre litt ich unter starken Missempfindungen in Beinen und Füßen. Es war, als gehörten sie nicht mehr zu mir. Jahrelang lief ich von einem Arzt zum nächsten, ohne dass ich Hilfe gefunden hätte. Man erklärte mir ein ums andere Mal, dass ich mir die Beschwerden nur einbilde und die von mir beschriebenen Symptome keinerlei körperliche Ursache hätten. Selbst als ich mein Auto beim Einparken frontal gegen eine Wand fuhr, weil mir das Bein auf dem Gaspedal nicht mehr gehorchte und sich verselbständigt hatte, sah der behandelnde Neurologe und Psychiater noch immer keinen Handlungsbedarf. Stattdessen empfahl er mir psychologische Sitzungen, um das aus seiner Sicht ursächliche Problem zu beheben. Zusätzlich verschrieb er mir ein durchblutungsförderndes Medikament, was meine Probleme zwar nicht behob, aber dazu führte, dass sich die Empfindungsstörungen auf Arme und Hände ausbreiteten.

Als ich schließlich zusammenbrach und fast gar nicht mehr laufen konnte, wurde ich von einem anderen Neurologen untersucht, der mich sofort in die Aachener Universitätsklinik einwies. Die Diagnose lautete auf Durale AV-Fistel, eine arteriellvenöse Fistel, die die Sauerstoffversorgung der Nerven von der Brustwirbelsäule abwärts so stark beeinträchtigt hatte, dass das Rückenmark schon in Teilen abgestorben war.

Bevor ich mich der sieben Stunden währenden Operation unterzog, erklärte mir der Neurochirurg, dass ich damit rechnen müsse, nach der OP gelähmt zu sein. Selbst wenn die Lähmung nicht sofort eintreten sollte, müsste ich für mindestens drei Wochen mit dem erhöhten Risiko einer Entzündung rechnen, die dann immer noch zur Lähmung führen könne.

Die Prognose zog mir den Boden unter den Füßen weg. Ich war mein Lebtag ein passionierter Sportler gewesen, und jetzt das! Am Abend vor der Operation sah ich vom Krankenbett aus einen Fernsehbeitrag über Wolfgang Schäuble, der infolge des Attentats, das auf ihn verübt worden war, gelähmt war. Ich dachte mir, wenn dieser Mann in der Lage ist, vom Rollstuhl aus Politik zu machen, dann werde ich ja wohl auch mit einer Lähmung leben können. Aus dieser Erkenntnis zog ich das, was man gemeinhin als Lebensmut bezeichnet; die Kraft und die Glaubensfähigkeit, weiterzuleben.

Genau das versuche ich heute Menschen, die zu mir kommen und Hilfe suchen, zu vermitteln. Ich weiß, was es bedeutet, wenn man keine Antworten auf seine Fragen bekommt, wenn man als »Fall« betrachtet und entsprechend behandelt wird, und wenn man nach Hause geschickt wird mit Worten wie: »Sie sind ein hoffnungsloser Fall« oder »in Ihrem Fall kann man leider nichts mehr machen …«.

Die Operation habe ich gut überstanden, ohne Lähmung! Doch

viele Regionen meines Körpers waren nach dem Eingriff ohne Gefühl. Hinzu kam, dass ich mich kaum bewegen konnte. Als mir die betreuenden Ärzte erklärten, dass sich das Rückenmark nicht regenerieren und ich deshalb nie wieder laufen würde, erwiderte ich mit voller Überzeugung: »Und ich werde wieder laufen!«

Mittlerweile weiß man, dass sich das Rückenmark regenerieren kann. Noch im Krankenhaus begann ich, Gott um Hilfe zu bitten. Ich stellte mir vor, dass er mir ein heilmachendes Licht schickt, das über den Kopf in meinen Körper einströmt und in mein Rückenmark fließt. Während ich betete, konzentrierte ich mich auf meine Rückenpartie. Ich wusste noch nicht einmal, wie lange ich so verharrte. Das fortwährende Gebet und die Versenkung in meinen Körper waren so intensiv, dass mir jegliches Zeitgefühl abhandenkam.

Als ich aus der Meditation erwachte, fühlte ich mich erleichtert, ruhig und zuversichtlich, ohne dass ich das hätte erklären können. Es war einfach so. Im Verlauf der folgenden Wochen, die ich im Krankenhaus und anschließend in einer Rehaklinik verbrachte, wurde diese Meditation ein fester Bestandteil meines Tagesablaufes. Und meine Hartnäckigkeit sollte belohnt werden: Allmählich fing ich an, ein Bein vor das andere zu setzen, wenngleich unter heftigen Schmerzen. Anfänglich konnte ich nur wenige Meter gehen. Doch nach der sechswöchigen Rehabilitation waren es schon gut 100 Meter. Bei der ersten Nachuntersuchung in der Universitätsklinik Aachen konnte der mich betreuende Neurologe es nicht fassen, was ich ihm vorführte.

Doch was wie eine Erfolgsgeschichte mit Happy End klingt, hatte auch eine Schattenseite. Durch die lange Zeit der Rekonvaleszenz verlor ich zwei meiner Betriebe. Bis zum Zeitpunkt der Operation hatte ich drei Zahnlabors, die ich gern und äußerst erfolgreich geführt hatte. Plötzlich war alles, was ich mir in 20 Jahren harter Arbeit aufgebaut hatte, dahin. Hinzu kam, dass ich unter fürchterlichen Nervenschmerzen litt, von denen ich auch heute noch immer wieder heimgesucht werde, Schmerzen, gegen die es kein Mittel gibt, jedenfalls keines, dessen Nebenwirkungen ich in Kauf nehmen wollte.

Um das Loch zu füllen, das die Krankheit in mein Leben gerissen hatte, und auch, um einen Weg aus meinem Leid zu finden, begann ich, unterschiedliche medizinische Heilungsansätze für mich zu erschließen. Ich deckte mich mit Büchern ein, die eine halbe Regalwand füllten. Ich entdeckte mein Interesse für die Psychologie und absolvierte mehrere Ausbildungen auf diesem Gebiet. Ein anderes Themenfeld, zu dem ich mich damals hingezogen fühlte, waren Interreligiosität und das Gottesverständnis anderer Kulturen. Vermutlich sind einige Erkenntnisse, die ich in dieser Zeit sammeln konnte, in die Meditation eingeflossen, ohne dass ich mir dessen bewusst bin.

Jedenfalls habe ich die Gebetsmeditation sukzessive erweitert zu dem, was sie heute ist. Eigentlich hatte ich nicht vor, sie mit anderen Menschen zu praktizieren. Doch eines Tages sprach mich eine Bekannte an, der ich von meinen täglichen Übungen erzählt hatte. Sie hatte Brustkrebs und bat mich, mit ihr zu meditieren. Das Erlebnis, das sie dabei hatte, empfand sie als so überwältigend, dass sie fortan einmal pro Woche zu mir kam. Ihrem Mann zeigte ich, wie er zusammen mit ihr meditieren konnte; wo er die Hände auflegen und woran er dabei denken sollte. Nach gut einem Jahr regelmäßiger Meditation war der Tumor in ihrer Brust verschwunden. All das liegt zehn Jahre zurück. Sie ist bis heute krebsfrei.

Im Laufe der Zeit erfuhren andere Menschen von meiner Meditationspraxis und kamen zu mir. Die Ordensschwestern und

-brüder des Steyler St.-Michael-Klosters im niederländischen Venlo, wo ich damals lebte, stellten mir seinerzeit einen Raum zur Verfügung, wo ich mit den Menschen betete und meditierte.

Irgendwann erfuhr Prof. Dr. Waldemar Uhl, Leiter der Chirurgischen Klinik am Universitätsklinikum Bochum, von meiner Arbeit und begann sich dafür zu interessieren. Im Laufe der Jahre habe ich vielen seiner Patienten, von denen fast alle an Bauchspeicheldrüsenkrebs erkrankt waren, dabei helfen können, ihre Lebensqualität zu verbessern. Einige dieser Menschen sind bis heute tumorfrei. Möglicherweise ist Ihnen unsere Zusammenarbeit aus der ARD-Dokumentation *Das Geheimnis der Heilung* oder aus dem gleichnamigen Buch von Joachim Faulstich bekannt. Gemeinsam mit den Seelsorgern des Klinikums veranstalten wir regelmäßig Gruppenmeditationen für Patienten und ihre Angehörigen.

In einem Brief an Prof. Uhl schilderte eine Teilnehmerin ihre Erlebnisse:

Sehr geehrter Herr Prof. Dr. Uhl,
meine gesamte Familie war am 29. 09. 2011 in der Kapelle des Josef-Hospitals. Ich muss dazu sagen, dass mein Vater bis zu diesem Zeitpunkt noch nie etwas mit Meditation zu tun gehabt hat. Es ist schon ein Wunder, dass er überhaupt mit uns gekommen ist. Aber wie sagt doch ein türkisches Sprichwort: »Ein Ertrinkender klammert sich sogar an ein Krokodil.«
Als meine Mutter dann in der Kapelle meinem Vater die Hand aufgelegt hat, begann mein Vater ganz tief aufzuschluchzen, mein Vater, der in seinem ganzen Leben noch nie geweint hat. Er hat dann nach der Meditation mit zitternder Stimme

und Händen ins Mikrofon vor allen Leuten gesagt, dass er nun endlich die Liebe gespürt hätte und ganz tief gefühlt hätte, wie sehr seine Frau und seine Kinder ihn lieben. Und dafür würde er von Herzen danken.

So eine Gefühlsäußerung grenzt bei unserem Vater schon an ein Wunder. Wir machen seit diesem Tag mindestens einmal am Tag diese Meditation mit ihm.

Mir ging es neulich wegen meinem Vater so schlecht. Als ich dann mit ihm – es war für mich das erste Mal – meditiert habe, ging es nicht nur meinem Vater viel besser, sondern auch mir.

Seitdem wir regelmäßig nach der Maly-Anleitung meditieren, ist ein liebevoller Friede in uns alle gekehrt. Niemand hätte von uns je gedacht, dass wir so etwas Schönes und Intimes mit unserem Vater erleben würden. So schlimm diese Krankheit auch ist: sie bringt uns alle noch viel näher zusammen, und das ist ein sehr beglückendes Gefühl. Wir alle sind Ihnen unheimlich dankbar, dass Sie diese Meditation so unterstützen und befürworten und in der Kapelle einen kleinen Vortrag darüber gehalten haben. Ich vermute mal, dass deswegen mein Vater diese Meditation auch für sich annehmen kann, weil er Ihnen so sehr vertraut. Danke, lieber Prof. Dr. Uhl.

Herzliche Grüße aus B., U. H.

2
Die Maly-Meditation

Ich beschränke mich in diesem Buch darauf, meine Erfahrungen, die ich durch den Einsatz der Maly-Meditation machen durfte, an Sie weiterzugeben. Alles, was sich mir aus den Berichten der Menschen, die ich über die Jahre betreut habe, erschließt und Rückschlüsse auf die Wirkung der Maly-Meditation zulässt, werde ich Ihnen schildern.

Wenn ich Situationen, in die kranke Menschen geraten können und sich darin nicht zurechtfinden, beschreibe und versuche, entsprechende Hilfestellungen und Ratschläge zu geben, so beziehe ich mich zum Teil auf die Rückmeldungen von Patienten sowie ihrer betreuenden Ärzte, aber auch auf Erfahrungen, die ich im Laufe meines eigenen Lebens machen konnte.

Eine weitere Quelle für das Wissen um die seelischen und geistigen Nöte, in die Menschen geraten können, ist meine langjährige Tätigkeit als Diakon und Seelsorger. Zu einem gewissen Teil greife ich auch auf das Wissen zurück, das ich bei einem Fernstudium der Psychologie sowie bei diversen Weiterbildungen im Bereich der Psychologie erworben habe. Da ich kein Wissenschaftler bin und die konkreten Veränderungen, die mit dem Ausüben der Maly-Meditation einhergehen, nicht so erklären kann, dass sie den heutigen Ansprüchen an wissenschaftliche Forschung und Publikation genügen würden, beschränke ich mich auf das, was ich nach bestem Wissen und Gewissen an Sie weitergeben kann. Ich werde weder die Forschungsarbeiten anderer Menschen zitieren, noch werde ich Ihnen Erklärungsansätze liefern, die mir zwar logisch und schlüssig erscheinen mögen, die ich jedoch nicht in letzter Konsequenz beurteilen, geschweige denn beweisen kann.

Freundlicherweise haben sich sowohl Wissenschaftler als auch Seelsorger bereit erklärt, ihre fachliche und sachliche Sicht auf meine Fragen und auf das, was ich im Zusammenhang mit der Maly-Meditation nicht zu erklären vermag, darzulegen bzw. meine Annahmen und Sichtweisen wissenschaftlich fundiert zu ergänzen. Ich möchte mich schon an dieser Stelle bei diesen Menschen bedanken, dafür, dass sie mir dabei geholfen haben, die inhaltlichen Lücken, die ich zwangsläufig hinterlassen musste, zum Teil mit ihrem Wissen zu füllen und damit Ihnen als Leser ein umfänglicheres Bild von der Maly-Meditation zu vermitteln.

Mir ist durchaus bewusst, dass Menschen auf unterschiedliche Qualitäten von Informationen und Aussagen vertrauen, unabhängig davon, ob die jeweiligen Informationen richtig oder falsch sind. Manche Menschen brauchen unbedingt den Stempel der Wissenschaftlichkeit, den Nachweis dafür, dass eine Aussage dem aktuellen Standard wissenschaftlicher Forschung entsprechend getroffen wurde, um einer Aussage Glauben schenken zu können. Andere Menschen vertrauen (auch) auf das, was dem Erfahrungshorizont und der Lebensphilosophie einzelner oder ganzer Gruppen entspricht. Im Idealfall stehen beide Informationsquellen zur Verfügung, um ein möglichst rundes Bild von dem, was man zu erklären versucht, malen zu können.

Für die Maly-Meditation kann ich im Moment noch nicht auf relevante Forschungsergebnisse zurückgreifen, weil die Methode noch nicht wissenschaftlich untersucht wurde. Dass und warum dies geplant ist, werden Sie an späterer Stelle in diesem Buch noch erfahren.

Was ist die Maly-Meditation?

Nun wollen Sie sicher wissen, was es mit der Maly-Meditation auf sich hat. Im Wesentlichen ist es eine Gebetsmeditation, verbunden mit einer Autosuggestion und dem Auflegen der Hände. Mit einem Gebet führe ich den Patienten in die Meditation ein. Damit sensibilisiere ich ihn dafür, sich ganz auf sich selbst und auf die Heilung zu konzentrieren und all die um sich selbst kreisenden Gedanken zur Ruhe kommen zu lassen, die uns Menschen permanent heimsuchen. Ich erkläre dem Patienten, wie er sich das heilende Licht vorstellen kann, wie es seinen Körper durchströmt und ihn heil macht.

Zusätzlich lege ich eine Hand über seinen Kopf. Die andere Hand lege ich im Wechsel über die Stirn, die Brust, den Bauch und die von der Krankheit betroffene(n) Körperstelle(n). Während der gesamten Meditation bete ich für die Heilung des Patienten.

Mir ist durchaus bewusst, dass nicht jeder Mensch an Gott glauben und ihn um Hilfe bitten kann, ganz gleich aus welchen Gründen. Ich selbst bin im Geist des Christentums aufgewachsen und habe den Glauben an Gott nie verloren, auch wenn ich oft genug an ihm gezweifelt und mich mit ihm überworfen habe, weil ich selbst unverschuldet in eine Situation geraten bin, die ich mir so nicht ausgesucht habe. Doch trotz aller Verwerfungen war es mein Glaube an Gott, der mir vor allem in der Zeit nach der Operation geholfen hat, weiterzumachen und nicht aufzugeben. Dass Menschen, die unverschuldet in Not geraten oder plötzlich erkranken, Gott anzweifeln oder gar anprangern, kann ich verstehen, auch wenn ich selbst eine innige Verbindung zu Gott pflege.

Wie oft habe ich von Patienten gehört, die sich anfangs nicht trauten, meine Hilfe zu suchen, weil sie eine so starke Abneigung gegen alles, was mit Gott in Verbindung gebracht wird, hegten. Andere kamen und erklärten mir, noch bevor wir über ihre Krankheit sprechen konnten, dass sie nicht an Gott glauben und daher auch keine Hilfe von ihm erwarten würden. Und ich habe erlebt, wie diese Menschen noch in der ersten Meditationssitzung all ihre Vorbehalte über Bord geworfen haben und mir weinend um den Hals gefallen sind, dankbar für die Begegnung mit Gott, den sie noch keine Stunde zuvor in Bausch und Bogen abgelehnt hatten, und woraus sie letztlich doch eine wunderbare Kraft schöpfen konnten. Im Laufe der Jahre habe ich mit Moslems, Juden, Hindus und überzeugten Atheisten meditiert, und sie alle haben die Meditation als etwas Wohltuendes und Heilmachendes erfahren.

Vor etwa drei Jahren rief mich eine Frau an und erklärte mir, dass ihr Mann – ein gläubiger Moslem – zwar gern zu mir kommen wollte, aber das Kreuz an der Wand nicht ertragen könne. Sie fragte mich, ob es möglich wäre, das Kreuz abzunehmen. Ich dachte mir, wenn das Kreuz für den Mann eine solche Hürde ist, werde ich sie ihm nehmen. Schließlich ging es um seine Gesundheit, und der sollte nichts im Wege stehen. Der Mann kam, wir beteten; ich zu Gott und er zu Allah. Nach der Meditation fragte er mich höflich, ob er das Kreuz nicht wieder aufhängen dürfe. Seine Reaktion hat mich seinerzeit tief berührt. Mit dieser Geste hat er mir gezeigt, dass er meinen Glauben respektiert, so wie ich den seinen respektiert habe.

Letztlich können wir nur heil werden, wenn wir liebe- und respektvoll mit anderen Menschen umgehen, denn sie sind ein Teil der Welt, in der wir leben und von der wir wollen, dass sie lebenswert ist. Für mich, der ich versuche, anderen Menschen dabei zu helfen, wieder heil zu werden, ist es selbstverständlich, jeden Menschen so anzunehmen, wie er ist. Auch wenn ich an den Gott der Christenheit glaube, versuche ich nicht, andere zu bekehren. Ich überlasse es jedem Einzelnen, die Macht um Hilfe zu ersuchen, die für den jeweiligen Menschen unantastbar oder akzeptabel ist, auch wenn es sich dabei um das Universum, einen Baum oder einen der hinduistischen Götter handelt. Solange es sich für den Patienten richtig anfühlt, kann es nur gut und seiner Heilung zuträglich sein.

Meine Meditation ist lediglich ein Angebot. Wie der Einzelne sie für sich nutzt, ist allein seine persönliche Angelegenheit. Auch wenn ich in Glaubensfragen eine sehr dezidierte Haltung einnehme, liegt mir in erster Linie daran, dass jeder Mensch auf seine Weise von der Meditation profitiert.

Die meisten Patienten empfinden während der Meditation eine wohltuende Wärme. Je nach Art und Grad der Erkrankung wird den Menschen an Stellen, an denen der Tumor lokalisiert ist, eine Entzündung oder was auch immer sie zu mir geführt haben mag, heiß, mitunter so heiß, dass sie Schweißausbrüche bekommen. Vor allem bei der allerersten Meditation kommt es häufig vor, dass der oder die Meditierende die Wärme besonders stark am Kopf wahrnimmt.

Manche Menschen erleben das Licht, das sie sich vorstellen, als gleißend hell, andere in frischen Grüntönen, wieder andere orangegelb wie das Licht der aufgehenden Sonne. Es kommt vor, dass Patienten Szenen ihrer Kindheit vor ihrem geistigen Auge vorüberziehen sehen, dass längst verschollene Wünsche oder Angstzustände wieder Gestalt annehmen oder lange Zeit unterdrückte Gefühle ausbrechen, so dass sie während der Meditation weinen. Warum dies alles passiert, vermag ich selbst nicht zu sagen. Dass es passiert, wie es sich für den Einzelnen anfühlt und was es mit ihm und den Angehörigen macht, werden Patienten und ihre Nächsten in diesem Buch schildern.

Immer wieder treten Menschen an mich heran, die die Maly-Meditation erlernen möchten – sei es, weil sie sich in einer schwierigen persönlichen oder gesundheitlichen Situation befinden und nach seelischer Unterstützung suchen, oder weil sie ein krankes Familienmitglied oder einen guten Freund aufbauen wollen. Ich wünsche mir, dass möglichst viele Menschen durch dieses Buch Zugang zur Maly-Meditation finden und sie für sich und ihre Nächsten nutzen können.

Wer kommt zu mir zur Maly-Meditation?

Die Menschen, die mir schreiben und mich aufsuchen, setzen häufig ihre letzte Hoffnung auf die Maly-Meditation. Die meisten von ihnen haben Krebs im Endstadium oder eine andere Krankheit, die als unheilbar gilt. Die Tatsache, dass sie sich in ein Kloster oder in meine Praxis begeben und sich die Hände auflegen lassen, lässt erahnen, wie verzweifelt sie sind. Denn – in diesem Punkt mache ich mir nichts vor – sowohl das Beten zu Gott als auch das Handauflegen zählen nicht gerade zu den populären und auch nicht zu den gesellschaftlich akzeptierten Heilmethoden unserer Tage.

Wer einen solchen Schritt wagt, muss schon damit rechnen, von dem ein oder anderen Zeitgenossen als vorgestrig oder irrational verunglimpft zu werden. Wer seine Hoffnung in Gott setzt und sich dazu durchringt, einen Heiler aufzusuchen, hat in der Regel alle medizinischen Möglichkeiten ausgeschöpft. Soweit ich das übersehen kann, befinden sich gut 70 Prozent derjenigen Menschen, die zu mir kommen, in einer solchen Situation. Viele machen keinen Hehl daraus, dass sie eigentlich mit Gott nicht viel am Hut haben, doch in Anbetracht ihrer Situation keinen anderen Ausweg sehen, als nach diesem für sie letzten Strohhalm zu greifen.

Doch es gibt auch Menschen, die mit der Erstdiagnose Krebs kommen, weil sie bewusst etwas für sich tun wollen; sei es, um die Nebenwirkungen einer Chemotherapie zu mildern, oder schlicht und ergreifend, um das Heilungsgeschehen selbst aktiv mit beeinflussen zu können. Die Tatsache, dass die meisten Hilfesuchenden Krebspatienten sind, liegt sicher auch darin begründet, dass Krebs nach wie vor mit dem zwangsläufigen oder zumindest potenziellen Tod assoziiert wird – auch wenn das so schon lange nicht mehr stimmt.

Weitere Krankheitsbilder, die Menschen zu mir führen, sind unter anderem Multiple Sklerose, schwere Allergien oder Nervenleiden. Und dann kommen immer wieder Paare, deren Beziehung gestört ist und die durch die partnerschaftliche Meditation wieder zueinanderfinden wollen. Ich erhalte auch Anfragen von Menschen, die in einer emotional belastenden Situation leben, die sie für sich allein nicht klären oder auflösen können.

Und dann ist da noch eine weitere Gruppe von Hilfesuchenden, die eigentlich gar keiner Hilfe bedürfen. Es sind dies Menschen, die die Maly-Meditation genießen und als etwas Wohltuendes empfinden. Sie kommen zu mir oder praktizieren die Meditation zu Hause, weil sie für sich die Erfahrung gemacht haben, dass sie nach einer Meditationssitzung entspannt und gestärkt sind und so leichter ihren Alltag bewältigen können.

Der weitaus größte Anteil Hilfesuchender sind jedoch nach wie vor schwerkranke Menschen. Das erklärt auch, warum ich in den einzelnen Kapiteln dieses Buches immer wieder von »Patienten« spreche. Viele von ihnen ertragen ihre Krankheit und die damit einhergehenden Symptome wirklich im Sinne des Wortes »patientia«, also mit großer Geduld.

Auch wenn die Maly-Meditation grundsätzlich für jedes Anliegen und für jedes körperliche wie seelische Leiden angewandt werden kann, widme ich mich in diesem Buch, wenn auch nicht mehrheitlich, so doch in weiten Teilen der Behandlung von Krebserkrankungen, was auch darauf zurückzuführen ist, dass ich mit Krebspatienten bislang die meisten Erfahrungen habe.

In welchen Lebenssituationen hat sich die Maly-Meditation bewährt?

Die Maly-Meditation ist ein Heilansatz, in den verschiedene Komponenten einfließen, die in ihrem Zusammenspiel die Selbstheilungskräfte aktivieren und so den Heilungsprozess in Gang setzen bzw. unterstützen. Dabei ist es völlig unerheblich, warum oder wofür der Einzelne meditiert.

Heilen beziehe ich ausdrücklich auf das, was dem jeweiligen Menschen fehlt. Wenn sich jemand nicht gut fühlt oder schlicht unzufrieden ist, dann ist er für sich betrachtet nicht gesund, auch wenn er keinerlei körperliche Symptome aufweist und zumindest rein organisch alles in Ordnung ist.

Seelische Schmerzen oder geistige Enge können durchaus körperliche Probleme bis hin zu schwerwiegenden Krankheiten nach sich ziehen. Aus meiner Sicht ist es sinnvoll, etwa seelische Nöte zu beheben, bevor sie sich zu handfesten Krankheiten auswachsen, die dann möglicherweise weitere Seelenqualen nach sich ziehen, die wie ein Katalysator wirken können und die Krankheit weiter manifestieren. Wie viele Menschen sind in einem solchen Teufelskreis gefangen und wissen keinen Ausweg? Damit will ich keineswegs sagen, dass jeder körperlichen Erkrankung ein seelisches Problem vorausgegangen sein muss. Nein, dieser Zusammenhang ist auf keinen Fall zwingend gegeben. Viele der Menschen, die in Fukushima oder Tschernobyl gelebt haben oder dies noch immer tun, waren vermutlich glücklich, bevor das Unglück über ihre Heimat gekommen ist und sie krank gemacht hat. Es gibt viele Ursachen, die zu körperlichen Erkrankungen führen können, und es gibt viele Krankheiten, die nicht körperlicher Natur sind und trotzdem geheilt werden wollen.

Mitunter suchen mich Menschen auf, die die Maly-Meditation erlernen wollen, um ihre Trauer besser verarbeiten zu können. Andere haben Ärger mit ihrem Chef und finden durch die Meditation den rechten Weg, um die problematische Situation zu lösen. Denn solange man sich mit dem Ärger, der Wut und der Verachtung für seinen Chef beschäftigt, ist man zerrissen und dem Stimmenwirrwarr im eigenen Kopf ausgesetzt. Die eine Stimme rät dazu, dem Chef endlich mal die Meinung zu geigen, die andere mahnt zu Vorsicht – schließlich ist man abhängig und will die anstehende Beförderung nicht riskieren. Und dann schreit es plötzlich in einem auf, weil man die Tyrannei des Vorgesetzten einfach nicht mehr erträgt und daran zu zerbrechen droht.

Gerade dieses Beispiel ist symptomatisch für Abhängigkeitsverhältnisse, unter denen viele Menschen leiden. Jeder kennt Gespräche mit Freunden oder Bekannten, die sich immer nur um das eine Thema drehen: der Streit mit dem Chef, dem Partner oder einer anderen konstanten Person. In der Regel verlaufen solche Gespräche – korrekterweise müsste man sie als Monologe bezeichnen, denn man selbst hat lediglich die Funktion des Zuhörers, aber keinesfalls eines Ratgebers – immer nach dem gleichen Muster, aus dem das problematische Verhältnis klar ersichtlich wird.

Wenn Menschen mit solchen Problemen zu mir kommen, rate ich ihnen, den Kontrahenten – ganz gleich, ob es nun der Chef, der Ehepartner oder die Mutter ist – mit in die Meditation einzubeziehen. Im Sinne der Maly-Meditation bedeutet dies, dass man den vermeintlichen Gegner und den mit ihm einhergehenden Zwist liebevoll annimmt, und so die belastende Situation auflösen kann.

Sie mögen das jetzt für unwahrscheinlich halten. Aber ich habe es für mich selbst in schwierigen Lebenssituationen so gehalten, und ich konnte vielen ratsuchenden Menschen einen Weg weisen, um sich von Ärger, Streit und sowohl seelisch als auch geistig belastenden Situationen zu befreien.

Da war dieser Mann, der eher beiläufig von einem Streit sprach, den er vor vielen Jahren mit seinem ältesten Sohn hatte. Die Auseinandersetzung war so heftig, dass beide den Kontakt abgebrochen hatten und seither Funkstille herrschte. Im Verlauf unseres Gespräches wurde immer deutlicher, wie sehr der Mann unter dem Verlust seines Kindes litt. Die Seelenqualen, die ihn zerfraßen, waren so übermächtig, dass ihn nichts mehr erfreuen konnte.

Ich bat ihn, zum nächsten Meditationstermin ein Foto seines Sohnes mitzubringen. Als er das nächste Mal kam, erklärte ich ihm, dass er sich während der Meditation vorstellen solle, wie das heilende Licht nicht nur seinen eigenen Körper, sondern auch den seines Sohnes liebevoll durchströmt. Nach der Meditation fragte ich ihn, was er gefühlt habe. Er sagte, dass er sich seinem Sohn liebevoll verbunden gefühlt und eine gewisse Erleichterung empfunden habe. An jenem Tag gab ich ihm mit auf den Weg, seinen Sohn fortan in die Meditation einzubeziehen. Es dauerte keine Woche, da rief er mich an und teilte mir die freudige Neuigkeit mit: Sein Sohn hatte sich bei ihm gemeldet, »aus heiterem Himmel«, ganz von sich aus, und sie hätten sich versöhnt.

Sein Sohn hat wieder Kontakt zu ihm aufgenommen, den ersten Schritt hat jedoch er getan, denn er hatte seinem Sohn im Geiste vergeben und seiner in Liebe gedacht. Damit war der Stein von seinem Herzen, und er war mit sich im Reinen.

Andere Menschen wiederum finden durch die Maly-Meditation die richtige Lösung für ihre Probleme. Eine solche Lösung kann so aussehen, dass sie beispielsweise ihren Job quittieren oder die bevormundende Mutter ein für alle Mal in ihre Schranken weisen bzw. sich mit ihr aussprechen. Wie auch immer der Einzelne sein Problem für sich löst: wichtig ist, dass dieses Problem nicht mehr sein Leben dominiert und ihn permanent in einer bedrückenden Gefühlslage gefangen hält. Die Auflösung einer seelisch belastenden Situation macht wieder frei für das Leben, und das ist eine gute Voraussetzung für Zufriedenheit und Gesundheit.

Und wie bitte, werden Sie fragen, kann die Maly-Meditation Probleme lösen? Ganz einfach: Indem sie die Menschen befähigt, die für sie richtigen Entscheidungen zu treffen, die nicht ausschließlich vom Verstand oder von überbordenden Emotionen geleitet sind, sondern beides in Einklang bringt. Und wie das geht, erfahren Sie auf den folgenden Seiten.

3
Anleitung zur Maly-Meditation

Der Einstieg in die Meditation

Der erste Baustein der Maly-Meditation ist die Meditation als solche. Wie bei jeder anderen Meditationsform auch, so geht es zunächst darum, die Aufmerksamkeit nach innen zu richten und die Außenwelt für eine Weile loszulassen.

Als Erstes bitte ich den Menschen, der zu mir kommt, eine bequeme Position einzunehmen. Ich überlasse es ihm, ob er sitzen oder lieber liegen möchte. Die meisten entscheiden sich – Sie werden es ahnen – für die Horizontale. Ich weiß, dass viele Meditationsschulen das Sitzen propagieren, und dies sicherlich aus gutem Grund. Aber viele Menschen, die mich aufsuchen, haben so starke Schmerzen, dass längeres Sitzen für sie einer Tortur gleichkommt. Im Übrigen bin ich davon überzeugt, dass zu viele Vorgaben und Reglementierungen die Meditation unnötig verkomplizieren. Kranke Menschen müssen ohnehin zu viele Dinge beachten – was sie essen und trinken dürfen und was nicht, wann sie ihre Medizin einnehmen müssen usw.

Wer also lieber liegen möchte, der lege sich, wer lieber sitzt, der setze sich ruhig und bequem hin. Ein wohlklingender Gong läutet die Meditation ein. Mit dem folgendem Gebet, das

Ordensschwester Solana von den Steyler Missionaren vor vielen Jahren für mich geschrieben hat, führe ich die Menschen in die Meditation ein:

Nur dieser Augenblick zählt.
Schließe deine Augen. Öffne die Hände zu einer Schale. Stell dich offen, dem Licht zugewandt wie eine Mohnblüte. Sei dir bewusst, dass nur dieser Augenblick zählt. Du brauchst gar nichts zu tun.
Beobachte nur deinen Atem. Gottes Geist ist Lebensodem, Licht und Leben. Im Einatmen strömt das Licht des neumachenden Geistes in dich ein. Im Ausatmen lässt du das Licht in deinen ganzen Körper strömen. Gottes Licht überflutet alle Elemente deines Körpers. Wie ein Kleid breitet es neues Leben aus.
Beobachte nur deinen Atem und löse dich von deinen Gedanken. Falls Gedanken nicht schweigen, so sprich ihnen das Wort Licht *zu. Folge nur dem Atem und dem, was er in dir bewirkt.*
Fühle, was in dir geschieht und lass es einfach geschehen.
Du hast alles, was du brauchst. Du bist offen für das Licht, das Gottes Geist heilend in dir lenkt, weit geöffnet für das, was es schafft. Vielleicht ahnst du jetzt, dass du gegenwärtig bist, weil der gegenwärtige Gott mit seiner Heilkraft in dir ist und wirkt. Entscheide dich zur Freude in der Einheit mit Gott und allen Menschen. Danke Gott für seine Liebe zu dir.

Wenn ich diese Worte gesprochen habe, vertiefe ich mich selbst für einen Moment ins Gebet. Ich bitte darum, die göttliche Liebe empfangen zu dürfen, auf dass sie mir die Kraft verleiht, dem hilfesuchenden oder kranken Menschen helfen zu können.

Der Meditierende sollte sich während dieser stillen Zeit nach Möglichkeit auf seinen Atem konzentrieren, so, wie es das Gebet vorschlägt. Den einen fällt es einfacher, sich bewusst auf das

Ein- und Ausatmen zu konzentrieren, andere wiederum sind schon nach dem Einführungsgebet in der Lage, sich das Licht vorzustellen, das mit jedem Atemzug in ihren Körper strömt. Und damit kommen wir nahtlos zum zweiten Bestandteil der Maly-Meditation.

Die Autosuggestion

Der erste Baustein der Maly-Meditation ist die Visualisierung des göttlichen Lichts und seiner Heilkraft. Ich erkläre dem Meditierenden, wie er sich dieses Licht vorstellen kann, wie es sich in ihm ausbreitet, bis auch die letzte Zelle seines Körpers im Schein des heilenden Lichts erstrahlt. Während sich der Patient ganz entspannt auf seinen Atem konzentriert, spreche ich folgende Worte:

Und jetzt stell dir vor, dass über deinen Kopf ein heilendes göttliches Licht in dich einströmt. Dieses Licht fällt in dein Herz und breitet sich von dort aus liebevoll im ganzen Körper aus: es strömt in die Brust, in den Rücken, in die Arme, in den Bauch, in das Becken, in die Beine.
Stell dir vor, wie mit jedem Atemzug dieses heilende Licht in dein Herz strömt und sich bei jeder Ausatmung liebevoll im ganzen Körper ausbreitet.
In diesem göttlichen Licht siehst du, dass all deine Zellen vollkommen gesund sind.

Je nach Art der Erkrankung füge ich den Körperbereich oder das Organ hinzu, das geheilt werden will. Bei Patienten mit Bauchspeicheldrüsenkrebs ist es die Bauchspeicheldrüse. Sitzen der Tumor oder Metastasen in der Leber oder in der Lunge, erwähne ich zusätzlich Lunge und Leber.

Die meisten Menschen wissen für sich selbst am besten, wo sie der Heilung bedürfen, und lenken das Licht automatisch in die Körperareale, wo sie es am dringlichsten brauchen. Ich empfehle den Meditierenden, sich den gesamten Lichtzyklus – vom Einfallen über den Kopf bis hin zur Ausbreitung in die letzte Zelle – so lange vorzustellen, bis das Licht von ganz allein mit jedem neuen Atemzug in ihren Körper einströmt und sie das Gefühl haben, ganz vom Licht durchdrungen zu sein. Wenn man diesen Zustand erreicht hat, kann man die bewusste Visualisierung einstellen und seine Aufmerksamkeit ausschließlich auf das Licht richten, das unwillkürlich scheint. Nur wenn Gedanken auftauchen, die sich so stark in den Vordergrund drängen, dass sie die Aufmerksamkeit des Meditierenden beanspruchen und ihn am Meditieren hindern, rate ich dazu, den Zyklus des Lichtstroms erneut zu visualisieren, bis man wieder ganz beim Licht ist.

Eine andere Möglichkeit, um wieder zurück in die Meditation zu finden, ist das gedankliche Aussprechen des Wortes »Licht«. Manchen Menschen genügt allein die Rückbesinnung auf das Licht, um störende Gedanken beiseitezuschieben. Andere müssen sich den Lichtzyklus noch ein oder mehrere Male vorstellen, um wieder in die meditative Versenkung zu finden.

Während sich der Meditierende vorstellt, wie sich das göttliche Licht in seinem Körper ausbreitet und dass all seine Zellen im Schein dieses Lichtes gesund sind, stelle ich mir vor, dass das heilende Licht über meinen Kopf in meinen Körper einströmt, wie es dann über meine Hände an den Meditierenden weiterfließt und sich in seinem Körper liebevoll ausbreitet, dahin, wo es seine Heilkraft entfalten will.

Ich selbst betrachte mich dabei lediglich als Mittler oder als Verstärker. Ich glaube, dass ich den kranken Menschen in seiner Meditation unterstütze, indem ich mich ganz auf ihn einlasse und sowohl im Geiste als auch mit meinem Herzen ganz bei ihm bin. Durch das Auflegen meiner Hände führe ich dem Meditierenden zusätzlich heilendes Licht zu und helfe auf diese Weise, die Selbstheilungskräfte zu aktivieren. Damit komme ich zum letzten Element der Maly-Meditation: dem Auflegen der Hände.

Das Auflegen der Hände

Eine Hand lege ich auf die Stelle am Kopf, wo bei kleinen Kindern die Fontanelle sitzt und durch die das heilende Licht in den Körper des Meditierenden strömen wird. Ich bezeichne diese Hand im Folgenden als die erste Hand, weil sie die obere Position innehat. Die andere Hand – die ich im Folgenden als die zweite Hand bezeichnen werde – führe ich an die Stirn. Dabei liegen die Hände nicht direkt auf, sondern ich halte sie ganz knapp über der Körperoberfläche, in einem Abstand von etwa einem Zentimeter.

Sie können sich das Handauflegen wie den Flügelschlag eines Schmetterlings vorstellen, ganz sacht, eine kaum spürbare Berührung. Ich lege die Hände bewusst so sacht auf, damit der Meditierende nicht aus seiner entspannten Haltung geschreckt wird. Meistens spüren die Meditierenden lediglich, dass sich die Wärme verlagert – etwa vom Kopf zur Brust oder von der Brust zum Bauch –, und gar nicht, dass meine Hand die Position wechselt.

Ich verharre für einen Moment in der oben beschriebenen Position: die erste Hand auf dem Kopf, die zweite auf der Stirn. Wie lange dieser Moment dauert, kann ich nur mutmaßen, da ich während der Meditation nicht auf die Uhr schaue, sondern mir vorstelle, wie das Licht über meine Hände in den Körper des Meditierenden fließt. Aber rein gefühlsmäßig sind es etwa zwei bis drei Minuten.

Dann löse ich die zweite Hand von der Stirn und führe sie zum Herzen. Die erste Hand bleibt währenddessen auf dem Kopf. So verharre ich abermals einige Minuten.

Im nächsten Schritt wandert die zweite Hand vom Herzen zum Bauch, dorthin, wo das Sonnengeflecht sitzt. Die erste Hand verbleibt nach wie vor auf dem Schädeldach.

Dann wandert die zweite Hand vom Bauch zu der Stelle, wo das gesundheitliche Problem lokalisiert ist. Handelt es sich um die Blase, lege ich meine Hand über die Blase, handelt es sich um die Schilddrüse, lege ich die Hand über die Schilddrüse.

Nach diesem ersten Durchlauf wandert die erste Hand vom Kopf zum Herzen und die zweite Hand zum Bauch. Als nächstes verlagere ich die zweite Hand vom Bauch auf die jeweilige Problemzone.

Diesen Zyklus wiederhole ich etwa drei- bis viermal, so lange, bis ein Gong nach 25 Minuten die Meditation beendet.

Wenn meine Gedanken während der Meditation abschweifen – und das passiert selbst mir als geübtem Meditierenden immer wieder –, bete ich für mich das *Vaterunser,* so lange, bis ich mit meiner Aufmerksamkeit wieder ganz bei dem Patienten und dem heilenden Licht bin, das ich an ihn weitergebe.

Zum besseren Verständnis sollte ich vielleicht noch darauf hinweisen, dass ich mir auch nur einige Male vorstelle, wie das Licht in meinen Körper einströmt und dann über meine Hände an den Meditierenden weitergegeben wird. Sobald sich der Lichtstrom durch meinen Körper verselbständigt, höre ich auf, ihn bewusst zu lenken, und gebe mich ganz dem Licht hin.

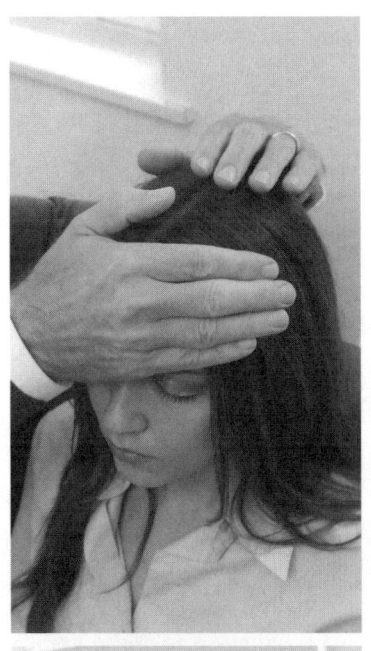
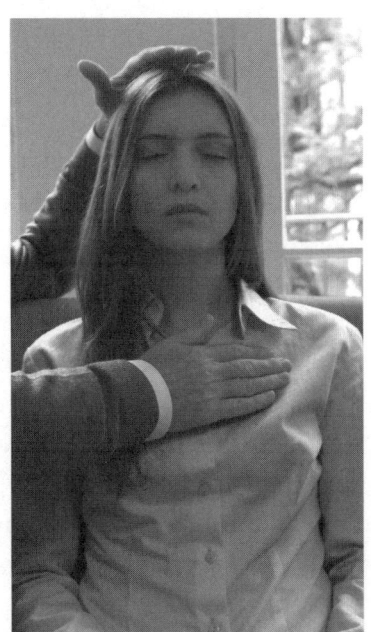
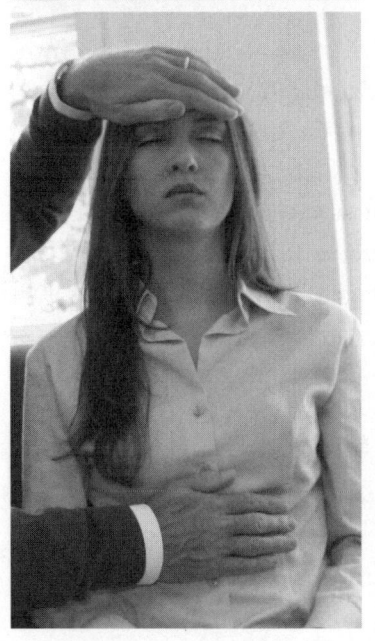
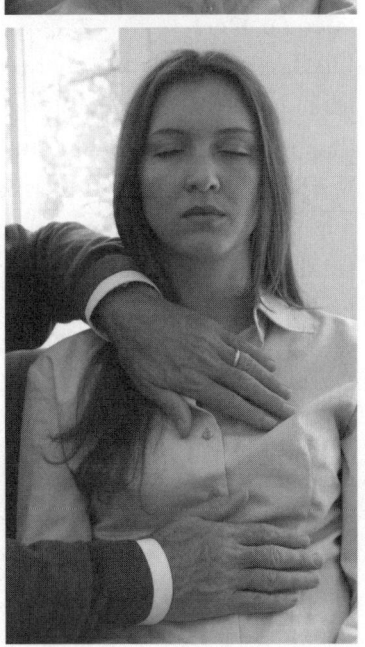

Warum ich Kopf, Brust und Bauch berühre

Die Maly-Meditation, so, wie ich sie heute praktiziere, ist das Ergebnis eines Prozesses. Die Tatsache, dass ich im Wesentlichen den Kopf, die Brust und den Bauch berühre, resultiert zum Teil aus Erfahrungen und Gesprächen mit Patienten, aber auch aus der intuitiven Herangehensweise, mit der ich die Maly-Meditation entwickelt habe. Wenn ein Mensch heilen, mithin ganz werden will, setzt das aus meiner Sicht voraus, dass er innerlich ganz ist. Es gibt Zeitgenossen, die reine Kopfmenschen sind. Sie verlassen sich ausschließlich auf ihren Verstand und pfeifen auf das, was ihr Bauch ihnen sagt. Andere Menschen wiederum hören nur auf ihr Herz und schalten ihren Verstand aus. Vermutlich ist alles zu seiner Zeit sinnvoll. Mal ist eher der Verstand gefragt, in einer anderen Situation vielleicht eher der Bauch oder das Herz.

Die Tatsache, dass wir über einen Verstand verfügen, über Intuition – die man landläufig als Bauchgefühl bezeichnet – und über ein Herz, das nicht nur dazu da ist, Blut durch unseren Körper zu pumpen, sondern auch Liebe zu empfinden und zu schenken, spricht jedoch dafür, dass wir nur dann ganz und gesund werden können, wenn diese natürlichen Gaben und Fähigkeiten gleichermaßen zum Tragen kommen. Indem ich beispielsweise eine Hand auf den Kopf und die andere auf die Brust auflege, verbinde ich das Herz – und damit die Herzensliebe – mit dem Verstand. Indem ich eine Hand auf den Kopf und die andere auf den Bauch auflege, verbinde ich den nüchternen Verstand mit der Weisheit der Intuition.

Vermutlich sind mit dem Auflegen der Hände in diesen Körperregionen auch physiologische Prozesse verbunden. Im Bauch, knapp oberhalb des Bauchnabels, sitzt beispielsweise der Solarplexus, ein wichtiges Nervengeflecht. Wegen seiner strahlenförmigen Ausbreitung wird es auch Sonnengeflecht genannt, und wegen der großen Anzahl von Nerven bezeichnet man es auch als Bauchhirn. Die Nervenfasern des Solarplexus steuern Körperprozesse, die wir willentlich nicht beeinflussen können, etwa den Herzschlag, die Atmung oder die Verdauung. Ein Teil dieses sogenannten vegetativen Nervensystems ist der Parasympathikus. Dieser Nervenstrang sorgt unter anderem dafür, dass wir uns entspannen und schlafen können, aber auch, dass wir unsere Nahrung gut verdauen. Sie haben es sicher auch schon erlebt, dass Sie in Zeiten erhöhten Stresses Probleme mit der Verdauung hatten. Das liegt vereinfacht gesagt daran, dass bei Stress der Sympathikus, der als Gegenspieler des »verdauungsfördernden« Parasympathikus fungiert, aktiver ist, und die Verdauungsvorgänge dann nur unzureichend ablaufen können.

Wenn ich die Hand über den Solarplexus halte, passiert es oft, dass es im Bauch der Meditierenden gurgelt. Was den Patienten oft unangenehm ist, ist jedoch das untrügliche Zeichen dafür, dass sie sich entspannen. Denn das Gurgelgeräusch kommt aus ihren Därmen, was zeigt, dass der Parasympathikus durch das Auflegen der Hand aktiviert werden konnte und die Verdauung auf Hochtouren läuft.

Ein Ziel der Maly-Meditation ist nicht zuletzt, dass sich die Meditierenden entspannen und zur Ruhe kommen. Denn erst im Zustand der Entspannung kann das Immunsystem optimal agieren und notwendige Heilungsprozesse einleiten.

Das Erwachen aus der Meditation

Nach dem Erklingen des Gongs führe ich den Patienten aus der Meditation heraus. Dazu spreche ich folgende Worte:

Du atmest jetzt noch einmal tief ein und wieder aus, und noch einmal ein und wieder aus, noch einmal tief ein und wieder aus. Dann dankst du Gott für die Heilung, öffnest langsam die Augen, bewegst den Kopf nach rechts und nach links, hebst die Arme leicht an, ballst die Hände zu einer Faust und streckst die Finger.

Danach kann der Meditierende noch für eine Weile ausruhen. Manche haben das Bedürfnis, über das, was sie während der vergangenen 25 Minuten erlebt und gesehen haben, zu sprechen. Andere wiederum ziehen es vor, ganz für sich zu sein und ihren Gedanken und Gefühlen nachzuhängen. Mitunter ist die Meditation sehr aufwühlend für den Patienten, weil er sich an lange zurückliegende Ereignisse, die er möglicherweise verdrängt hat, erinnert hat, oder weil Gefühle der Angst oder Ohnmacht in ihm aufgestiegen sind. Dann sollte man sich die Zeit nehmen, um das, was während der Meditation Gestalt angenommen hat, zu besprechen und ins rechte Licht zu setzen, damit der Patient das Erlebte verarbeiten und seinen Frieden damit machen kann. Auf keinen Fall sollte man den Meditierenden in einer solchen Situation sich selbst überlassen, es sei denn, er verlangt es ausdrücklich.

4
Die Maly-Meditation
alleine praktizieren

Nicht jeder Mensch hat einen Partner, Kinder oder Freunde, mit denen er die Meditation durchführen kann und möchte. Ich erlebe es immer wieder, dass Patienten sich entschuldigen, wenn sie allein kommen, ohne ihren Ehemann oder ihre Ehefrau, weil ihre Partner sie in ihrem Bemühen um Heilung nicht unterstützen können oder weil ihnen die Methode des Handauflegens zu abstrus erscheint. Andere haben einfach keinen Menschen, der ihnen so nahesteht, dass sie ein solches Erlebnis mit ihm teilen wollten. Und dann gibt es genügend Beispiele dafür, dass sich Menschen bewusst dafür entscheiden, allein zu meditieren, weil sie ihren Heilungsprozess aktiv beeinflussen, gewissermaßen selbst in die Hand nehmen wollen. Wird die Meditation dadurch in ihrer Wirkung beeinträchtigt? Ich glaube, dass dies die falsche Frage ist. Wer gut mit sich allein sein kann, wird vermutlich eine positive Haltung zu sich selbst haben. Ich will es mal so simpel wie möglich formulieren: Manche Menschen sind sich selbst genug. Die Gesellschaft anderer empfinden sie zwar als angenehm, sie können aber auch genauso gut ohne die anderen leben. Vielleicht kennen Sie dieses Gefühl. Menschen sind nicht immer und zwangsläufig ungewollt allein. Für manch einen ist es eine bewusste Entscheidung, allein zu leben, nicht jeden Abend eine andere Freundin zu treffen oder in irgendeinem Verein zu singen, auszugehen oder sonstwie die Zeit herumzubringen. Es gibt durchaus Menschen, die das Alleinsein genießen. Wer sich selbst gut leiden kann und sich selbst liebt, wird kein Problem damit haben, das heilende Licht durch seinen Körper zu lenken.

Und wer mehr oder weniger ungewollt allein ist, wird möglicherweise einen anderen Zugang zu sich selbst und zu seinem Körper bekommen, wenn er allein meditiert und sich selbst die Hände auflegt, weil er sich dann zwangsläufig mit sich auseinandersetzen und sich selbst annehmen muss.

Wie das geht? Ganz einfach. Alles, was Sie zu zweit tun, können Sie auch allein tun. Sie sprechen das Gebet zum Einstimmen auf die Meditation für sich allein, oder Sie hören sich die beiliegende CD an. Die Autosuggestion können ja ohnehin nur Sie allein machen. Den vorausgehenden Text: »Stell dir jetzt vor, wie über deinem Kopf ein heilendes Licht einströmt …« formulieren Sie einfach um auf: »Ich stelle mir jetzt vor, wie über meinem Kopf ein heilendes Licht einströmt …«.

Das Einzige, was wirklich etwas anders ablaufen muss als in der Partner-Meditation, ist das Handauflegen. Ich empfehle Einzelmeditierenden immer, eine Hand auf die Brust und die andere auf den Bauch zu legen. Je nachdem, wo die Krankheit lokalisiert ist, wechseln Sie dann eine Hand auf die betreffende Stelle und die andere lassen Sie wahlweise auf der Brust oder auf dem Bauch liegen. Sie können ja wechseln, wenn Sie das Bedürfnis haben. Es ist gut möglich, dass Sie im Zuge der meditativen Versenkung nicht mehr auf Ihre Hände achten und sie einfach dort liegen lassen, wo sie liegen. Das macht gar nichts, im Gegenteil: Bleiben Sie einfach mit Ihrer Aufmerksamkeit beim Licht, und genießen Sie es.

Für Alleinmeditierende empfiehlt es sich, einen Meditationswe-cker anzuschaffen, bei dem Sie die Zeit, wie bei jedem anderen Wecker auch, einstellen können. Der Wecker lässt dann zu Be-ginn der Sitzung und nach Ablauf der eingegebenen Zeit einen Gong ertönen. So können Sie sich ganz in die Meditation fal-lenlassen und müssen nicht immer mit einem Gedanken bei der Uhrzeit sein, was die Meditation ohnehin stören würde.

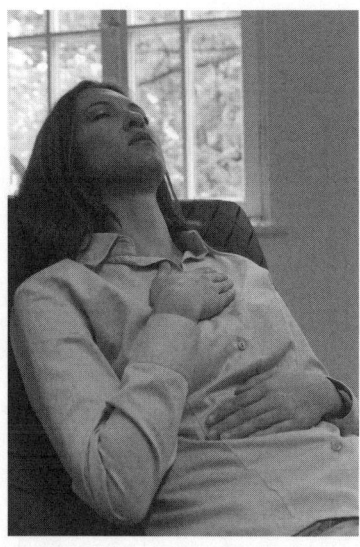

5

Die Maly-Meditation als Partner-Meditation

Sinn und gleichsam Ziel der Maly-Meditation ist die gemeinsame Meditation, das Miteinander von zwei Menschen, die sich nahestehen, die sich lieben oder zumindest einmal geliebt haben. In den meisten Fällen sind das Paare, bei denen der eine Partner krank geworden ist und der andere in die Rolle des hilf- und teilnahmslosen Zuschauers gezwungen ist. Wenn Menschen zum ersten Mal zu mir kommen, bringen sie in der Regel ihren Partner oder einen anderen, ihnen nahestehenden Begleiter, einen Freund oder eine Freundin mit.

Zu Beginn eines ersten Kennenlernens erzählen die Patienten von sich, von ihrer Krankheit, den Beschwerden körperlicher und seelischer Natur, von ihrer Angst, den Zweifeln und den schlaflosen Nächten. Irgendwann im Verlauf, doch häufig erst gegen Ende des Gesprächs, meldet sich der Partner zu Wort, erst ganz zaghaft, immer Bezug nehmend auf die geschilderten Leiden des Patienten. Die eigenen Nöte, die sich fast zwangsläufig einstellen, wenn man mit einem schwerkranken Menschen zusammen ist und um dessen Leben bangt, treten häufig nur unterschwellig zutage. Es sind eher randläufige Bemerkungen, die mir zeigen, wie sehr diese Menschen unter der Tatsache leiden, dass ihre Frau, ihr Mann, der Vater oder die beste Freundin schwer krank sind und sie selbst nichts tun können, als zusehen, wie sie dahinsiechen.

Jeder, der selbst schon einmal in der Situation war, einen schwerkranken Familienangehörigen zu pflegen und mitansehen zu müssen, wie er leidet, weiß, wovon ich spreche. In den Gesprächen mit den Patienten und ihrer Begleitung – mitunter werden die Patienten auch von ihren Familien, ihren Kindern, Geschwistern oder Eltern begleitet – versuche ich, die Partner bzw. die Angehörigen mit einzubeziehen, indem ich sie ganz konkret darauf anspreche, wie es ihnen in dieser Situation geht, mit welchen Ängsten und Nöten sie konfrontiert sind und wie sie damit umgehen. Meist sprudelt es dann nur so aus ihnen heraus. Das zeigt und bestätigt mir immer wieder aufs Neue, dass die Partner und Angehörigen durch den Zustand der Krankheit unter einer so starken Anspannung stehen, dass sie selbst eines Ventils bedürfen, vor allem dann, wenn sich der Krankheitsverlauf über einen längeren Zeitraum mit vielen Höhen und Tiefen, immer neuen Hiobsbotschaften und Rückschlägen erstreckt und lange Phasen des eigenen Lebens davon überschattet werden.

Es ist bekannt, dass Menschen, die über lange Zeit einen kranken Ehepartner oder einen Angehörigen gepflegt haben, zusammenbrechen und selbst krank werden, weil sie die Last einfach nicht mehr schultern können. Achten Sie einmal auf die Bedeutung der Worte, die ich gewählt habe und die landläufig damit assoziiert werden. Man bricht unter einer Last zusammen, weil selbst die ach so starken Schultern sie nicht mehr tragen können. Wie viel muss da zusammenkommen, dass ein Mensch zusammenbricht?

Ich bin davon überzeugt, dass das Wohl der Partner bzw. der Angehörigen mindestens die gleiche Beachtung verdient wie das

Wohl der Kranken. Denn ohne die Unterstützung ihrer Angehörigen und Partner werden kranke Menschen es vermutlich ungleich schwerer haben, gesund zu werden. Deshalb werde ich auf den nächsten Seiten zunächst auf die Situation eingehen, in der sich Partner und Angehörige befinden, bevor ich auf die Lage der Kranken eingehe. Das tue ich ganz bewusst und aus folgendem Grund: Partner und Angehörige ordnen sich in der Regel unter, wenn ein Familienmitglied schwer krank ist. Sie kommen immer an letzter Stelle, nehmen sich und ihre Bedürfnisse zurück. Auf Dauer kann sich diese permanente Zurückhaltung zu einer solchen Bürde auswachsen, dass sie ihr – wie oben geschildert – einfach nicht mehr standhalten können und selbst krank werden. Ich werde im Folgenden versuchen, eine Lanze für die Lage und die Rolle der Partner und Angehörigen zu brechen. Weil auch die beste Freundin, die geliebte Großmutter oder die kleine Schwester dem Kranken in seiner Situation Partner sein kann, werde ich im Folgenden nur noch vom Partner oder von Partnern sprechen und schließe damit alle Menschen ein, die dem Kranken partnerschaftlich beistehen.

Situationen, in die Partner kranker Menschen geraten können

Ich habe bereits in Ansätzen geschildert, inwiefern die Partner schwerkranker Menschen unter dem Zustand der Krankheit leiden, und will das noch einmal anhand eines realistischen Szenarios aufzeigen, das sich aus den Gesprächen und Beobachtungen speist, die ich im Laufe der Jahre machen durfte. Eine schwere Krankheit, sprechen wir einfach konkret von einem Bauchspeicheldrüsentumor – einer besonders aggressiven und schwer zu behandelnden Krebsform –, stellt in den allermeisten Fällen noch immer eine Zäsur dar, das heißt einen drastischen und in gewisser Weise existenziellen Einschnitt in das Leben des Betroffenen und seiner Angehörigen.

Bis zum Tag der Diagnosestellung war das Leben mehr oder weniger in Ordnung: die Kinder gingen zur Schule und brachten akzeptable Zeugnisse nach Hause, waren munter und gesund. Beide Ehepartner hatten Arbeit, verdienten ganz ordentlich. Man hatte nette Freunde und verträgliche Nachbarn, der Kontakt zur Familie war warmherzig, auch wenn der eine mehr und der andere weniger gern gesehen war; alles in allem könnte man von einem für alle Beteiligten zufriedenstellenden Leben sprechen. Und plötzlich wird dieses wonnige Lebensgefühl von der Nachricht überschattet, dass der Vater Bauchspeicheldrüsenkrebs hat, eine Krankheit, von der erst einmal niemand weiß, was sie anrichten kann, welche Behandlungsmöglichkeiten es gibt, ob der Vater überhaupt weiterarbeiten kann und viele Ungewissheiten mehr.

Alles, was man weiß, ist, dass Krebs eine gefährliche Krankheit ist. Jeder kennt mindestens einen Menschen aus der Familie oder dem weitläufigen Freundes- und Bekanntenkreis, der an Krebs gestorben ist. Und wenn man bis dahin noch nichts von dem Leid gehört hat, das mit einer solchen Erkrankung einhergehen kann, wird man spätestens jetzt damit konfrontiert. Man recherchiert im Internet und findet lauter traurige Geschichten. Man erfährt vielleicht, dass viele – um nicht zu sagen alle – Patienten den Bauchspeicheldrüsenkrebs nicht überleben. Die zuständigen Ärzte klären über die Möglichkeiten der Behandlung auf, was allerdings erst nach eingehenden Untersuchungen möglich ist. Aller Voraussicht nach wird wohl die Möglich- bzw. Notwendigkeit einer Chemotherapie angesprochen, womit gleich die nächsten Angstszenarien verbunden sind, Angst vor den Nebenwirkungen, vor dem äußeren Erscheinungsbild und vielem mehr.

Und wie soll man es den Kindern sagen? Oder soll man sie lieber vor der Nachricht und ihren Konsequenzen schützen? Aber dann erfahren sie es am Ende aus der Nachbarschaft. Was passiert also nach einer solchen Diagnosestellung? Alle haben Angst; der Vater mit seinem Krebsleiden, die Mutter, die um ihren Mann bangt, und alle, die es sonst noch wissen, haben auch Angst. Noch weiß man nicht, was werden wird. Wenn man Glück hat, kennt man wenigstens einen Menschen, dessen Krebserkrankung so gut verläuft, dass er oder sie zumindest ganz gut damit leben kann. Dann könnte man die Hoffnung entwickeln, dass Heilung möglich ist, und man könnte darauf hinarbeiten und hinleben.

Oder man hat das Glück, von Ärzten betreut zu werden, die ruhig und besonnen aufklären, die Behandlungsmöglichkeiten aufzeigen und Heilungschancen ausmalen. Unter so günstigen Umständen wäre man vielleicht beruhigt und könnte Hoffnung schöpfen. Aber dann sind da wieder all die Bilder und Meldungen über den langen und qualvollen Tod von Steve Jobs, dem Mann, der *Apple* zu einem der erfolgreichsten Unternehmen der Welt gemacht hat. Bei all den traurigen Berichten über Steve Jobs wäre es nicht verwunderlich, wenn die Frau des krebskranken Mannes zu der Erkenntnis gelangen würde: »Wenn Steve Jobs mit all seinem Geld, dem doch alle medizinischen Möglichkeiten zur Verfügung standen, an diesem Krebs gestorben ist, wie soll mein Mann das dann schaffen?« Und weil sie ihren Mann nicht mit ihren Ängsten und Zweifeln belasten will, behält sie sie einstweilen für sich. Sie versucht, ihn so gut es geht zu unterstützen, fährt ihn zu den Arztterminen, sitzt im

Krankenhaus, während er sich einer komplizierten und nicht ungefährlichen Operation unterzieht – ganze sieben Stunden lang. Zwischendurch ruft sie zu Hause an und beruhigt ihre Schwiegermutter, die sich um die Enkel kümmert, die immer noch nichts wissen. Man hat sich vorgenommen, die Kinder nur dann von der Tragweite der Krankheit zu informieren, wenn sich abzeichnen sollte, dass der Vater es nicht schaffen wird.

Nachdem die Operation gut verlaufen ist, besucht sie ihren Mann regelmäßig, versucht so oft wie möglich bei ihm zu sein, um ihn aufzubauen und einfach nur Zeit mit ihm zu verbringen. Schließlich weiß sie nicht, wie viele gemeinsame Stunden ihr noch bleiben werden. Bei allem, was sie jetzt tut, schwingt immer die Ungewissheit mit: Was wird aus meinem Mann werden? Werde ich ihn verlieren? Werden meine Kinder zu Waisen? Sie hat Angst, eine unbändige Angst. Gut, sie spricht mit ihrer Freundin darüber, auch mit ihren Eltern kann sie reden.

Doch mit ihrem Mann, dem Menschen, der ihr am nächsten steht, und den sie – abgesehen von ihren Kindern – am innigsten liebt, spricht sie nicht über ihre Ängste. Sie will ihn schonen, will stark sein, damit er, der ohnehin am meisten unter der Situation leidet, wenigstens eine Schulter hat, an die er sich anlehnen kann. Sie erträgt sein Klagen über die Schmerzen, und sie erträgt es, mit ansehen zu müssen, wie er immer weiter abmagert. Sie versucht, sich nichts anmerken zu lassen, und stützt ihn, so gut sie kann: sie fährt ihn zur Klinik, wenn er seine Infusionen bekommt, sie wischt sein Erbrochenes auf, wenn er sich – wie so oft nach der Chemotherapie – übergeben muss. Sie tröstet ihn und versucht gute Miene zu diesem Spiel zu machen, obwohl ihr eigentlich zum Heulen zumute ist. Sie kocht ihm mehrmals am Tag das, was er noch essen darf, und serviert es ihm in kleinen Portionen, denn größere Mengen kann sein

Magen nicht mehr aufnehmen; kurzum: sie tut ihr Menschenmögliches. Aber helfen, wieder gesund zu werden, wieder normal essen zu können und die verlorenen zwanzig Kilo zuzunehmen, helfen wieder ohne Schmerzen zu leben, das kann sie nicht. Und das erfüllt sie mit einer großen Ohnmacht.

Auch wenn das für Sie jetzt allzu drastisch klingen mag, habe ich vermutlich noch untertrieben. So ähnlich und noch viel schlimmer ergeht es Menschen, deren Partner schwer krank sind, und es spielt keine Rolle, ob die Krankheit Krebs oder Multiple Sklerose, Parkinson oder Alzheimer heißt; die Ohnmachtsgefühle sind die gleichen. Ich habe schon so viele traurige Geschichten gehört von Menschen, die helfen wollten und doch nichts tun konnten und daran verzweifelt sind.

Und doch kann man etwas tun.

Mit der Maly-Meditation gegen die Ohnmacht

Ein wesentlicher Aspekt der Maly-Meditation ist die Einbindung der Partner als Meditationsbegleiter, das heißt, die Partner übernehmen meine Rolle und machen genau das, was ich normalerweise mit den Patienten mache: sie lesen das Gebet vor, sie bitten Gott um Hilfe für ihren geliebten Menschen, sie stellen sich vor, wie das Licht in ihren Körper strömt, wie es mit der Liebe ihres Herzens angereichert wird und über ihre Hände an den geliebten Menschen weitergereicht wird. Und was passiert? Plötzlich kann der Partner etwas ganz Konkretes für die Genesung des geliebten Menschen tun. Er steht nicht mehr teilnahmslos neben dem Kranken und muss ansehen, wie er leidet. Das betäubende Gefühl der Ohnmacht weicht und macht Platz für aktives Handeln.

So eröffnen sich neue Handlungsspielräume, in denen der Begriff »Partnerschaft« eine ganz neue Bedeutung erhält. Indem man sich vorstellt, dass im Schein des Lichts alle Zellen im Körper des Erkrankten heilen, stellt man sich ja ganz konkret vor, dass der geliebte Mensch wieder gesund wird. Das heißt, man selbst beeinflusst mental die Heilung des geliebten Menschen. Allerdings funktioniert die Maly-Meditation nur dann, wenn der Partner auch wirklich daran glaubt, dass das Licht den geliebten Menschen heil macht. Alles andere wäre im traurigsten Sinne des Wortes vertane Liebesmüh. Aber darüber habe ich ja schon gesprochen. Ich werde Ihnen jetzt berichten, was passiert, wenn der Partner mit seinem geliebten Menschen meditiert, wenn er weiß, dass er dessen Gesundheitszustand ganz gezielt beeinflussen und so dazu beitragen kann, dass die Krankheit überwunden wird.

Was die Partner-Meditation bewirken kann

Eine große und herzerfrischende Genugtuung, die Partner nach einer gemeinsamen Meditationssitzung erfahren, ist ein Dankeschön. Eheleute oder Freunde, die über ihre Erfahrungen mit der Partnermeditation erzählen, berichten immer wieder davon, wie beglückend es für sie gewesen ist, nach der Meditation zu sehen, dass ihr liebster Mensch die gemeinsame Meditation und das Handauflegen als etwas so Wohltuendes empfunden hat und dies auch entsprechend artikulieren konnte: »Oh Schatz, das hat mir so gut getan« oder »ach, so gut ging es mir schon lange nicht mehr« – das sind Sätze, die Menschen zu hören bekommen, wenn sie sich ihres erkrankten Partners annehmen und regelmäßig mit ihm meditieren.

Wissen Sie, was das für eine Partnerschaft, die durch eine schwere Krankheit belastet ist, bedeutet? Versuchen wir noch einmal, uns in die Rolle der Frau zu versetzen, deren Mann an Bauchspeicheldrüsenkrebs erkrankt ist. Sie hat sich die ganze Zeit zurückgenommen, hat ihre Bedürfnisse hintangestellt und ihre Ängste vor ihrem Mann verheimlicht. Plötzlich zeigt und sagt er ihr, dass die Meditation und das Handauflegen ihm so guttun. Sie erfährt echte Anerkennung für das, was sie tut. Auch wenn ihr Mann sich immer dafür bedankt hat, dass sie ihm Essen gekocht und ihn in die Klinik gefahren hat, ist es doch etwas anderes für sie, mit seinem Lächeln beschenkt zu werden. Nach Wochen, Monaten und mitunter Jahren der Agonie, in der beide Partner gefangen waren, weht plötzlich wieder ein Hauch von Hoffnung und Zuversicht durch ihr gemeinsames Leben. Sie erleben miteinander etwas, das sie verbindet, etwas, das sehr innig ist. Während sie zuvor durch Angst und Ungewissheiten in die emotionale Isolation getrieben wurden und jeder für sich allein mit seinen Ängsten und Nöten zurechtkommen musste, wird dieser Teufelskreis aus Angst und falscher Rücksichtnahme endlich durchbrochen und aufgelöst.

In den Gesprächen, die ich mit Patienten und ihren Partnern führe, äußern sich die Partner häufig zum allerersten Mal über ihre Gefühle. Allein die Tatsache, dass sie sich nicht nur mir gegenüber, sondern in erster Linie gegenüber ihrem geliebten Menschen offenbaren, führt häufig dazu, dass das Eis, das sich zwischen den Eheleuten aufgebaut hat, schmilzt. Mitunter reagieren die Patienten überrascht, wenn sie erfahren, wie sehr ihr Partner unter der Situation gelitten hat und sich doch nichts hat anmerken lassen. Es ist förmlich zu spüren, wie leid es den Patienten dann tut, dass sie sich kaum um das Seelenheil des anderen gekümmert haben, der doch die ganze Zeit für sie da war.

Manchmal verhält es sich aber auch so, dass die Patienten sehr wohl gewusst haben, dass ihre Partner sich sorgten und ohnmächtig fühlten, sie selbst aber nicht die Kraft hatten, das Gespräch zu suchen. Dann fallen Sätze wie: »Ich habe mir schon die ganze Zeit gedacht, dass du dich mit solchen Gedanken herumschlägst …«

Diese Reaktionen zeigen ganz deutlich, dass beide Partner für sich allein waren und sich auch so gefühlt haben; allein und verlassen. Es zeigt, dass sie sich nicht getraut haben, mit dem anderen über ihren Seelenzustand zu sprechen. Es ist nur allzu normal und menschlich, wenn ein schwerkranker Mensch seine Ängste für sich behält, aus Rücksicht auf seinen Partner und seine Angehörigen. Und es ist nur allzu normal und menschlich, dass ein Partner seine Ängste für sich behält, um den ohnehin geplagten Kranken nicht noch mehr zu belasten. Nur leider wird dabei niemand entlastet und niemand geschont. Denn Menschen, die sich sehr nahe stehen und die sich ein Leben lang oder auch nur ein paar Jahre in- und auswendig kennen, spüren sehr genau, wenn mit dem anderen etwas nicht in Ordnung ist. Bezogen auf Angstzustände und Sorgen heißt das: Auch wenn man sich offensiv zuversichtlich und gutgelaunt gibt, im Inneren jedoch von der Angst zerfressen ist, den anderen Menschen zu verlieren – oder aus Sicht des Kranken Angst hat, sterben zu müssen –, wird der andere das spüren und sich nicht von aufgesetzter Heiterkeit und Unbefangenheit täuschen lassen. Wenn auch nicht immer bewusst, unterschwellig wird man die Angstsignale des anderen wahrnehmen. Und was lösen solche Signale aus, vor allem, wenn man selbst nicht stabil, sondern eher ängstlich und verzagt ist? Genau das! Die Partner bestätigen sich gegenseitig in ihren Ängsten und schaukeln sich, wenn Sie so wollen, gegenseitig hoch, anstatt sich zu stärken.

Ich möchte Ihnen dazu die Geschichten zweier Paare erzählen, die ich vor Jahren begleitet habe. Eine Frau, die an Bauchspeicheldrüsenkrebs erkrankt war, der Metastasen gebildet hatte, kam regelmäßig zu mir. Sie genoss die Meditation und wusste für sich, dass sie ihr guttat und dass sie ihr helfen würde, wieder gesund zu werden; zumindest hatte sie mir das so erzählt. Ihr Mann, der sie zwar zu den Meditationen begleitete, selbst aber nicht allzu viel darauf gab, lehnte es ab, zu Hause mit ihr zu meditieren, weil er einfach nichts davon hielt. Er war sicher ein liebevoller und fürsorglicher Ehemann und versuchte seiner Frau das Gefühl zu geben, dass sie wieder gesund werden würde. Tatsächlich jedoch hatte er längst mit ihrem Leben abgeschlossen. Er glaubte nicht daran, dass sie es schaffen würde, und hatte sich innerlich schon damit abgefunden, seine Frau zu verlieren.

Sie werden sich vielleicht fragen, woher ich das so genau weiß. Im Laufe der Zeit ist mir nicht nur die Frau, sondern auch ihr Mann ans Herz gewachsen. Obwohl seine Frau schon viele Jahre tot ist, stehe ich noch immer in freundschaftlichem Kontakt zu ihm. Irgendwann nach ihrem Begräbnis hat er mir von alldem erzählt, davon, dass er schon die Beerdigung durchgeplant hatte, obwohl sie noch gar nicht gestorben war. Er selbst hatte sie innerlich aufgegeben und konnte ihr keine wirkliche Stütze mehr sein, auch wenn er vorgab, an ihre Genesung zu glauben. Offene Gespräche haben zwischen den beiden nicht mehr stattgefunden. Er war mit seinen Gedanken und der Angst vor dem Verlust seiner Frau allein, während sie unterschwellig gespürt hat, dass er sie aufgegeben hat. Sie hat mir einmal erzählt, dass ihr sehr wohl bewusst sei, dass er nur ihr zuliebe mit zur Meditation käme, selbst jedoch nicht daran glaube, dass dies noch irgendetwas bewirken könne.

So, wie es sich im Fall dieses Paares zugetragen hat, verhält es sich leider oft. Es steht mir nicht zu, das Verhalten des Mannes zu beurteilen. Er wird seine Gründe gehabt haben, so zu denken, wie er nun einmal gedacht hat. Es ist nun einmal so, dass wir Menschen nicht immer stark sein und das Richtige denken und tun können. Wir alle machen Fehler, weil wir so sind, wie wir sind. Es gibt tausend Gründe dafür, dass ein Mensch nicht an die Heilung des geliebten Partners glauben kann. Vielleicht hat er schon so viele Schicksalsschläge erlebt, dass ihm der Glaube an etwas, das aussichtslos scheint, abhandengekommen ist. Und es ist das Recht eines jeden Menschen, an das zu glauben oder das zu erwarten, was aus seiner Sicht zu erwarten ist. Ich bewerte niemanden nach seiner Glaubensfähigkeit oder seiner Glaubensstärke, seiner optimistischen oder eher pessimistischen Grundhaltung. All das sind Zeichen und Äußerungen unseres Menschseins, die unter anderem aus unseren Erfahrungen und Prägungen resultieren.

Das folgende Beispiel, das ich Ihnen jetzt schildern werde, zeigt allerdings auch, was die innere Stärke eines Partners, seine Glaubensfähigkeit und seine unerschütterliche Gewissheit, dass Heilung möglich ist, ausrichten können. Die Vorzeichen waren in etwa die gleichen. Auch die Ehefrau des Mannes, über den ich jetzt schreibe, hatte einen inoperablen Bauchspeicheldrüsentumor, der bereits in die Leber gestreut hatte. Die Frau hatte große Angst um ihr Leben. Ich erinnere mich noch ganz genau daran, wie ihr Mann bei unserem ersten Treffen zu mir sagte: »Und meine Frau wird wieder gesund. Das weiß ich ganz sicher.« Er war derjenige, der von ihrer Heilung überzeugt war, und vermutlich war er in dieser Situation ihr Fels in der Brandung, der sie bestärkt und gestützt hat, wenn die Angst wieder einmal überlebensgroß wurde.

Falls Sie das Buch *Das Geheimnis der Heilung* von Joachim Faulstich gelesen oder den gleichnamigen Film gesehen haben sollten, wird Ihnen möglicherweise die Passage in Erinnerung sein, in der Professor Waldemar Uhl vom Universitätsklinikum Bochum vor seinen Kollegen den Fall einer Patientin erörtert, deren Bauchspeicheldrüsentumor inklusive Metastasen verschwunden ist, ohne dass er eine medizinisch-wissenschaftliche Erklärung dafür gehabt hätte. Der Fall, den Professor Uhl seinerzeit im Kollegenkreis erörtert hat, ist die Krankengeschichte jener Patientin. Wie mir Professor Uhl unlängst erzählte, ist sie heute – im Februar 2012, fünf Jahre nach Ausbruch der Erkrankung – noch immer krebsfrei und gesund. Sie hat eine als unheilbar geltende Krankheit überlebt, steht im Berufsleben und führt ein ganz normales Leben.

Ich weiß nicht, ob sie nicht auch gesund geworden wäre, wenn sie weniger Unterstützung durch ihren Mann erfahren hätte. Aber die Tatsache, dass er an sie geglaubt und ihr das tagtäglich gezeigt hat, indem er mit ihr meditiert und das gemeinsame Leben so ausgerichtet hat, dass es ein Leben nach der Krankheit, dass es eine gemeinsame Zukunft geben würde, auf die man sich freuen und auf die man hinleben kann, hat sicherlich ein gehöriges Maß dazu beigetragen, dass die Patientin ihren Bauchspeicheldrüsenkrebs überwunden hat. Nachdem die Patientin damals Bescheid bekam, dass ihre Befunde allesamt positiv sind und sie sich als geheilt betrachten darf, kam ihr Mann extra zu mir ins Kloster nach Steyl, um mit mir auf die Heilung seiner Frau anzustoßen. Es hat mich seinerzeit sehr gerührt, dass er mich an seiner Freude teilhaben ließ, dass er mich wissen ließ, dass wir das gemeinsam vollbracht hatten.

Ich hoffe, dass ich Ihnen mit den Geschichten dieser Menschen verdeutlichen konnte, was Angst anrichten kann und was Glaube und Hoffnung auszurichten vermögen.

Doch es gibt noch eine Reihe weiterer positiver Effekte, die mit der Partner-Meditation einhergehen. Die Unterstützung, die Partner oder Angehörige einem Kranken angedeihen lassen können, erstreckt sich zumeist auf eher praktische Dinge: sie fahren sie zum Arzt, sie sorgen dafür, dass sie alles haben, was sie benötigen, sie versuchen, den Kranken jeden Wunsch von den Lippen abzulesen, sie spenden Trost, wo sie nur können. All diese Hilfsleistungen sind zusammen und jede für sich genommen eine große Unterstützung für einen kranken Menschen, und sie helfen vermutlich, den seelischen Zustand des Kranken zu stärken und so den Heilungsprozess zu unterstützen. So gesehen kann man als Angehöriger auf vielfältige Weise dazu beitragen, die Krankheit zu überwinden.

Die meisten Menschen sind sich aber nicht darüber im Klaren, dass sie allein durch die Tatsache, dass sie dem Kranken ein gutes Gefühl geben und – so wie ich es gerade in dem konkreten Fall geschildert habe – ihm zeigen, dass sie an seine Heilung glauben, den Heilungsprozess aktiv unterstützen können. Das erfahre ich immer wieder aus Gesprächen mit Angehörigen. Sie fühlen sich nutzlos, weil sie das Krankheitsgeschehen nicht aktiv beeinflussen können. Das rührt vermutlich daher, dass die meisten Menschen zu wenig darüber wissen, wie viel sie doch eigentlich für ihre eigene Heilung und die ihrer Nächsten tun können, wenn sie nur daran glauben und eine positive Erwartungshaltung entwickeln würden.

Die Ergebnisse der Placeboforschung, über die Dr. med. Karin Meißner von der Ludwig-Maximilians-Universität München in Kapitel 9 schreibt, zeigen ja, welches Heilungspotenzial von einer positiven Erwartungshaltung ausgeht. Vielleicht kann dieses Buch einen Beitrag dazu leisten, dass Sie ein Verständnis dafür entwickeln, was Sie selbst tun können, um Ihren eigenen Heilungsprozess oder den Ihrer Nächsten zu unterstützen.

Doch nun zurück zur Maly-Meditation: Wenn ein Partner mit einem kranken Menschen meditiert und ihm die Hände auflegt, wenn er sich vorstellt, wie das heilende Licht über seine eigenen Hände in den Körper des Kranken fließt und so dafür sorgt, dass alle Zellen gesund sind, tut er ganz aktiv etwas für den Heilungsprozess des Kranken. Auch wenn das aus medizinisch-wissenschaftlicher Sicht keine Behandlung ist, so ist es aus Sicht des Partners genau das: eine Behandlung. Wer es selbst ausprobiert und sich wirklich mit all seiner Herzensliebe dem anderen hingibt, wer seine ganze Vorstellungskraft auf die Heilung des geliebten Menschen lenkt, wird verstehen, was ich hier zu erklären versuche. Man hat plötzlich das Gefühl, etwas ganz Konkretes tun zu können, damit der andere, der geliebte Mensch, gesund wird.

Glauben Sie mir: ich weiß, wovon ich spreche, und zwar nicht nur aus meiner eigenen Erfahrung, sondern auch aus vielen Gesprächen mit Angehörigen. Diese schilderten mir, was es für ein Gefühl ist, nicht mehr teilnahmslos zusehen zu müssen, wie der andere sich quält, sondern etwas für ihn tun zu können, das mehr ist als das bloße Waschen von Wäsche oder Zubereiten einer speziellen Diät oder, oder, oder. Von Patienten wiederum erfahre ich, wie sich ihre Partner oder Angehörigen durch die gemeinsamen Meditationen verändert hätten, dass sie viel nahbarer, offener und herzlicher geworden wären, dass sie plötzlich viel Zeit miteinander verbringen würden, die vorher offensichtlich nicht verfügbar war.

Ich selbst kann nicht schlussgültig sagen, woher solche Veränderungen rühren. Ich kann auch nur spekulieren und meinen gesunden (nehmen wir einmal an, dass ich über einen solchen verfüge) Menschenverstand befragen. Zwischen den Worten »ich liebe dich« und dem Tun, das genau diese Liebe unter

Beweis stellt und Worte überflüssig macht, können Welten liegen. Unsere Worte können trügerisch sein. Das Gefühl, das mit einer so zugetanen Partner-Meditation einhergeht, nicht.

Stellen Sie sich einmal vor, was passiert, wenn Sie sich ausmalen, wie das Licht in Ihrem Herzen mit all Ihrer Herzensliebe und -wärme angereichert wird, bevor Sie es über Ihre Hände an Ihren Partner abgeben. Egal, was Sie vorher für Ihren Partner oder Angehörigen empfunden haben mögen, egal, wie viele Auseinandersetzungen über wichtige oder nichtige Dinge Sie geführt haben und wie weit Sie sich im Laufe Ihres Lebens auseinandergelebt haben mögen; wenn Sie Ihre Herzensliebe aufbieten, um Ihren Partner oder Ihren Angehörigen zu heilen, werden Sie doch eine große Nähe und Zuneigung für den anderen empfinden. Jeder Mensch hat ein Herz, und jeder Mensch ist imstande zu lieben. Dass ein Herz erkalten und die Fähigkeit, Liebe zu empfinden und zu schenken, verloren gehen kann, weiß jeder, der nur hart genug vom Leben gebeutelt oder schlecht behandelt wurde. Durch die Maly-Meditation können solche Wunden geheilt werden, können Beziehungen, die vergiftet oder kurz vor dem Auseinanderbrechen sind, gekittet und wiederbelebt werden.

Häufig kommen Paare zu mir, um deren Eheleben es nicht eben gut bestellt ist – aus welchen Gründen auch immer ihre Ehe in eine Sackgasse geraten ist. Wenn diese Paare dann beginnen, miteinander zu meditieren, dann passiert es immer wieder, dass ihre Liebe neu entflammt und sie wieder zueinanderfinden. Es ist, als würden sie durch das innige Miteinandersein in der Meditation die Gräben überwinden, die sich zuvor aufgetan haben. Auch dafür habe ich nur eine allzu menschliche Erklärung: Das, was sie während der Meditation tun, woran sie glauben und was sie empfinden, dient nur einem Ziel: der Heilung. Das heißt, sie haben ein gemeinsames Projekt – auch wenn das in diesem Zusammenhang etwas technokratisch klingt –, für das sie alles aufbieten, was sie als Menschen zur Verfügung haben: ihre Vorstellungskraft, ihren Glauben und ihre Liebe. Dank der Maly-Meditation können Paare endlich wieder über ihre Gefühle sprechen, über ihre Ängste und Hoffnungen, über die Kränkungen, die der andere ihnen in der Vergangenheit zugefügt hat, und darüber, was diese Kränkungen angerichtet haben. Wenn ich dabei zuhöre, beschleicht mich manchmal das Gefühl, als würde die gemeinsame Meditation einer Paartherapie gleichkommen. Zumindest scheinen im Ergebnis tatsächlich viele Paare ihre vormaligen Probleme zu überwinden, ohne einen Paartherapeuten konsultiert zu haben. Vielleicht hilft es ja schon, dass sie miteinander reden und sich wieder aufeinander zubewegen.

Eine Patientin, die an Brustkrebs erkrankt war und mittlerweile krebsfrei ist, war so freundlich, mir aus ihrer Sicht zu schildern, warum die Partner-Meditation wichtig für sie war:

Oft passiert es, dass die Verbindung zwischen zwei Menschen kaputtgeht, wenn einer von beiden eine möglicherweise unheilbare Krankheit bekommt. Meistens sondert sich der Kranke ab, will dem Partner nicht zur Last fallen, weil er sich nicht mehr »wertvoll« genug fühlt, um mit dem anderen zusammen sein zu dürfen. Ich kann das sagen, weil ich Ähnliches erlebt habe. Auch mein Selbstbewusstsein ist mit der Diagnose Krebs in den Keller gerutscht, und ich fühlte mich nicht mehr als die Ehefrau, die ich zuvor noch war. Auch bei uns haben sich Unverständnis und Distanz entwickelt, und das eigentlich unbewusst und vor allem ungewollt. Mein Mann war absolut verwirrt und wusste nicht, wie er mir begegnen sollte. Am Ende waren wir beide einsam. Und was ist bei der Maly-Meditation passiert? Durch das Gebet und die Meditation haben wir – jeder für sich – gemerkt, dass wir nicht allein sind. Wir haben eine Nähe zueinander aufgebaut. Es war wie eine übergeordnete Macht, unter deren Schutz wir uns gestellt haben, gemeinsam, denn mein Mann war an meiner Seite. Die Distanz war verschwunden, und es war absolut unwichtig, wer von uns beiden gesund und wer krank war. Wir hatten wieder ein gemeinsames Ziel, und dieses Ziel hat uns stark gemacht. Wir standen füreinander und miteinander. Es war wie eine tiefe Religiosität, und die erlebt man immer wieder neu, am ganzen Körper.

H. S. aus Düsseldorf

6
Die Maly-Meditation mit Kindern

Kann, darf, soll man mit Kindern meditieren? Ja, warum denn nicht! Es ist traurig genug, dass kleine Kinder, die noch nicht viel von der Welt gesehen haben, krank werden, so krank, dass sie schon in ihren frühen Lebensjahren gezeichnet sind.

Kinder verfügen über die gleichen Selbstheilungskräfte wie Erwachsene. Aus meiner Erfahrung sprechen sie sogar besser auf Visualisierungen an als Erwachsene. Sie leben ja in einer Welt von Phantasien und Bildern und haben deshalb einen leichteren Zugang dazu. Außerdem sind Kinder in der glücklichen Lage, dass bei ihnen das, was wir gemeinhin als Verstand bezeichnen, noch nicht so stark entwickelt ist, dass es ihnen im Wege stehen könnte. Sie kommen nicht auf die Idee, die Absicht eines Heilers, der ihnen die Hände auflegt, in Frage zu stellen und anzuzweifeln, was ich ihnen beispielsweise sage. Kinder haben ein sehr gutes Gespür. Ihre intuitiven Fähigkeiten, Dinge so wahrzunehmen, wie sie sind, und nicht, wie wir Erwachsene sie darzustellen versuchen, sind noch relativ ungetrübt.

Eltern erzählten mir beispielsweise, dass ihre Kleinen sich auf die Meditationen gefreut hätten und dass sie von sich aus darum gebeten hätten, mit ihnen zu meditieren. Sie empfinden die Berührung während des Handauflegens nicht als so außergewöhnlich, ganz im Gegenteil: für sie ist es etwas sehr Vertrautes, etwas, das sie in der Regel mit positiven Gefühlen assoziieren. Weil Kinder von ihren Eltern gedrückt und gestreichelt werden, wenn sie Kummer oder Bauchweh haben, hat die Berührung nichts Außergewöhnliches für sie. Es ist vielmehr der ganz normale Ausdruck einer zwischenmenschlichen Beziehung – zwischen dem Kind und seinen Eltern –, in der sich Vertrauen, Geborgenheit und Wärme entwickeln und entfalten können.

Dass dieses an und für sich ganz normale menschliche Bedürfnis, berührt zu werden, im Laufe des Erwachsenwerdens und der weiteren Entwicklung verloren gehen kann oder einfach nicht mehr erfüllt wird, hat viele Gründe, auf die ich in einem späteren Kapitel näher eingehen werde. Die traurige Konsequenz einer solchen Entwicklung besteht unter anderem darin, dass ein essenzielles Bedürfnis nicht erfüllt wird: das Bedürfnis nach menschlicher Nähe, das Bedürfnis, angenommen zu sein und sich als Teil einer sozialen Gruppe zu fühlen.

Genau dieser traurigen Entwicklung versuche ich mit der Verbreitung der Maly-Meditation entgegenzuwirken. Wenn Erwachsene es schaffen, sich wieder auf das einzulassen, worauf sie als Kinder vertrauen konnten: ihre intuitiven Fähigkeiten, die ihnen sagen, was gut für sie ist und was nicht, dann werden wir weniger kranke und unglückliche Menschen und dafür mehr glückliche und gesunde Menschen haben.

Doch nun zurück zu den Kleinen. Ich werde nachfolgend schildern, wie ich mit Kindern meditiere, und versuchen, Ihnen ein paar Ratschläge zu geben, die aus meiner Sicht wichtig sind.

Erfahrungsgemäß kann man mit Kindern meditieren, wenn sie in der Lage sind, den Worten, die im Zusammenhang mit der Meditation fallen, eine Bedeutung beizumessen. Das dürfte sich ungefähr um das vollendete dritte Lebensjahr bewegen. Dies bedeutet allerdings nicht, dass Sie nicht auch mit einem Baby meditieren können. Sie als Mutter oder Vater sind Ihrem Kind so eng verbunden, dass Sie Ihre Vorstellung vom Weg des heilenden Lichtes eins zu eins auf Ihr Kind übertragen können. Zwar wird Ihr Baby mit seiner Aufmerksamkeit möglicherweise ganz woanders sein und sich nicht etwa vorstellen, wie das heilende Licht durch seinen kleinen Körper fließt. Aber das macht nichts. Sie werden sehen, dass Ihr Baby sich beruhigt, wenn Sie ihm die Hände auflegen und sich bildlich vorstellen, wie das Licht durch das kleine Bündel strömt.

Im Übrigen können Sie mit Ihrem Kind meditieren, wann immer Sie als Mutter oder Vater glauben, dass es ihm guttut, das heißt, es muss nicht zwangsläufig eine ernste Krankheit sein, die Sie dazu bewegt.

Wenn Säuglinge unter Koliken leiden und fürchterliche Schmerzen ertragen, können Sie Ihr Kleines zum einen beruhigen und zum anderen seine Schmerzen stillen. Vor allem auf Schreibabys, die häufig unter einem Zustand der Übererregtheit leiden – einem Teufelskreis, aus dem sie sich selbst nur schwer befreien können und in dem häufig auch die Mütter gefangen sind –, wirkt das Handauflegen, verbunden mit der Visualisierung des heilenden Lichts, wohltuend und beruhigend.

Wenn Sie als Mutter in einer solchen Situation mit den Nerven am Ende sind, weil Sie seit Wochen keine Nacht durchgeschlafen haben und völlig erschöpft sind, ist es mehr als eine

Überlegung wert, dass nicht Sie mit dem Kind meditieren, sondern Ihr Mann mit Ihnen: damit Sie endlich mal zur Ruhe kommen und Kräfte tanken können. Wenn Sie selbst wieder einigermaßen stabil sind, können Sie wieder mit Ihrem Kind meditieren. Aber es hat wenig Sinn, wenn Sie und Ihr kleines schreiendes Bündel sich gegenseitig hochschaukeln und am Ende Ihre Nerven und die Ihres Babys blankliegen.

Versuchen Sie die Meditation mit Ihrem Kind so zu gestalten, wie es sich für Sie richtig anfühlt. Wenn Sie genügend Energie haben, um sich in Ruhe Ihrem Kind widmen zu können, dann tun Sie es. Wenn Sie sich zu schwach fühlen, bitten Sie Ihren Mann, Ihre Mutter oder wer auch immer Ihnen in dieser Zeit den Rücken stärkt, darum, mit dem Kind zu meditieren.

Frauen, die während der Schwangerschaft meditiert haben, sei es nun für sich selbst oder als Meditationsbegleiter mit einem anderen Menschen, berichteten darüber, dass ihre Kinder ausgesprochen ruhig und ausgeglichen seien und dass sie diesen Umstand auch auf die regelmäßige Meditation während der Schwangerschaft zurückführen. Die gemeinsame Maly-Meditation ist zudem ein schönes Ritual, das die Bindung zwischen Ihnen und Ihrem Kind festigt. Dass das Auflegen der Hände Ihr Kind beruhigt, wissen Sie ohnehin. Denn Sie streicheln es ja und legen ihm ständig die Hände auf, um es zu beruhigen oder um ihm einfach das Gefühl zu geben, dass Sie da sind. All das tun Sie, ohne darüber nachzudenken.

Der Kinderarzt und Verhaltensforscher Prof. Dr. Hanuš Papoušek, der sich zusammen mit seiner Frau Prof. Dr. Mechthild Papoušek unter anderem der Erforschung der frühkindlichen Entwicklung sowie der Beziehung zwischen Eltern und Babys gewidmet hat, prägte den Begriff des »intuitive parenting«, was zu Deutsch so viel wie intuitives elterliches Verhalten bedeutet.

Unter diesem Begriff verstand er, dass Eltern sich automatisch richtig verhalten, dass sie quasi von der Natur so ausgestattet sind, dass sie ihr Kind richtig behandeln, damit es sich optimal entwickeln kann.

Haben Sie sich je gefragt, warum Sie Ihrem Kind die Hand auflegen, es streicheln und liebkosen? Vermutlich nicht. Sie tun es, weil Sie Mutter oder Vater sind, weil Babys mit ihren großen Kulleraugen, den ungelenken Bewegungen und dem etwas zu groß geratenen Kopf bei uns Erwachsenen einen Beschützerinstinkt hervorrufen, der uns automatisch in die Lage versetzt, angemessen und richtig zu agieren. So wie Tiere ihre Jungen ohne Nachdenken und ohne die Konsultation von sogenannten Erziehungsratgebern großziehen, bis sie selbst flügge sind und das Nest verlassen, tun auch wir Menschen genau das Richtige in Sachen Nachwuchsförderung. Warum ich Ihnen all das erzähle? Ganz einfach: Wenn es von der Natur vorgesehen ist, einem Kind die Hand aufzulegen, um es zu beruhigen und die Not, die von seinem kleinen Körper Besitz ergriffen hat, zu lindern, dann wird das vermutlich einen Sinn haben. Sie wissen aus Erfahrung, dass die Berührung Ihr Kind beruhigt.

Anleitung zur Maly-Meditation mit Kindern

Zuerst versuche ich mich auf das Kind einzulassen. Ich versuche herauszufinden, in welcher Welt es sich gerade wohl fühlt, und probiere ihm dort auf Augenhöhe zu begegnen. Dabei gehe ich nicht nach irgendeinem Schema vor, sondern orientiere mich an den Bedürfnissen des Kindes. Wenn ich das Gefühl habe, dass es mir vertraut, frage ich das Kind, ob es lieber auf dem Schoß seiner Mama oder lieber allein auf einem Stuhl und auf einem weichen Kissen sitzen möchte. Größere Kinder sitzen gern allein, kleinere lieber bei der Mama. Kinder, die mich bereits kennen und zum wiederholten Mal zu mir kommen, äußern manchmal auch den Wunsch, auf meinem Schoß sitzen zu dürfen, was ich in Absprache mit den Eltern dann auch zulasse.

Je nach Alter spreche ich mit den Kindern über ihr Problem. Sie erzählen mir dann, wo es ihnen weh tut und warum sie das gar nicht gern mögen und was ihnen im Zusammenhang mit ihrer Krankheit noch so auf dem Herzen liegt. Dann erkläre ich den Kleinen beispielsweise, dass es einen Zauberstrahl gibt, der ihre Bauchschmerzen, oder worunter sie im Einzelnen leiden, wegzaubern kann. Ich frage sie, ob wir den Zauberstrahl gemeinsam suchen wollen, und das wollen sie natürlich.

Vor der ersten Meditation rate ich den Eltern, das Lieblingskuscheltier bzw. die Lieblingspuppe ihres Kindes mitzubringen. Wenn das Kind seinen Teddy im Arm oder auf dem Schoß hat, frage ich, ob wir den Teddy mitnehmen wollen, damit er uns beim Suchen nach dem Zauberstrahl hilft. Oder ich frage das Kind, ob der Teddy vielleicht auch Bauchweh hat und ob er nicht auch den Zauberstrahl haben soll, damit er wieder gesund wird.

Es gibt viele Geschichten, die man zusammen mit einem Kind erfinden kann, um einen gemeinsamen Zugang zum Licht zu finden. Manchmal öffnet sich die Tür über ein Lieblingsmärchen, manchmal helfen auch die Mutter oder der Vater beim Suchen nach dem richtigen »Zauberwort«. Letztlich müssen Sie sich nur auf das Kind einlassen, dann finden Sie automatisch den richtigen Zugang, um mit ihm meditieren zu können. Wenn das Kind so weit ist, bitte ich es, seine Äuglein zu schließen, und dann sage ich in etwa Folgendes:

Und jetzt fließt ein warmes, goldenes Licht vom Himmel in dein

Köpfchen und vom Köpfchen in dein Herz, und vom Herzen fließt das goldene warme Licht in dein Bäuchlein, in deine Beinchen usw. Zwischendurch frage ich das Kind, ob es das goldene, warme Licht sehen kann. Meistens nicken die Kleinen mit geschlossenen Augen. Dann lege ich meine Hände auf, so, wie ich es auch bei Erwachsenen tue. Häufig passiert es, dass Kinder in der Meditation einschlafen. Nach etwa 20 Minuten führe ich das Kind wieder aus der Meditation heraus mit den Worten:

Und jetzt atmest du einmal ganz tief ein und aus, und noch einmal ganz tief ein und aus, und noch einmal tief einatmen und wieder ausatmen. Dann öffnest du deine Äuglein, bewegst dein Köpfchen ganz vorsichtig hin und her, streckst die Ärmchen in die Luft, bewegst deine Finger und atmest ganz ruhig weiter.

Nach solchen Meditationen sind Kinder in der Regel ganz ruhig und entspannt. Dann erzählen sie mir, was sie alles erlebt haben; sie erzählen vom Licht, das sie gesehen haben, und dass es schön warm war, dort, wo meine Hände aufgelegen haben.

Das Einzige, was Sie beachten sollten, wenn Sie mit einem Kind meditieren, ist Folgendes: Sie müssen die Meditation auf die Bedürfnisse und auf die Vorstellungswelt Ihres Kindes abstimmen, so dass es sich auf das Licht einlassen kann. Dass man bei Kindern von zehn oder zwölf Jahren vielleicht eher von Augen und Beinen als von Äuglein und Beinchen spricht, versteht sich von selbst. Aber als Eltern wissen Sie ohnehin, worauf Ihr Kind anspricht und wie Sie es am ehesten erreichen.

7
Grundsätze der Maly-Meditation

Es gibt eine Reihe von Regeln, die beim Ausüben der Maly-Meditation sowohl vom Meditierenden als auch von den Meditationsbegleitern beachtet werden sollten, damit die Meditation den Praktizierenden zum Wohle gereicht und den jeweils angestrebten Sinn erfüllt. Darüber hinaus gibt es auch ein paar Dinge, die man aus meiner Sicht unterlassen sollte, wenn man von der Maly-Meditation profitieren möchte.

Das Ritual der Meditation

Versuchen Sie, Ihre (tägliche) Meditation so zu gestalten, dass sie für Sie persönlich als auch für den Menschen, der Sie dabei begleitet, etwas Besonderes und Wertvolles darstellt; wertvoll in dem Sinne, dass die Meditation für Sie einen Wert hat, den Wert der angestrebten Heilung und schließlich der wiedererlangten Gesundheit. In der praktischen Konsequenz hieße das, dass Sie die Maly-Meditation wertschätzen und sie entsprechend zelebrieren.

Wenn Sie jemals in den Genuss einer ayurvedischen Massage oder anderweitigen Behandlung gekommen sind, wird Ihnen vielleicht aufgefallen sein, dass der Masseur oder die ayurvedische

Ärztin vor der Behandlung eine Kerze entzündet, ein Räucherstäbchen ansteckt, möglicherweise Blüten oder andere Gaben in eine Art Opferschrein gibt und die Hände faltet. Es sind dies uralte, archaische Rituale in Vorbereitung auf eine Heilbehandlung, die in vielen Kulturkreisen noch heute praktiziert werden. Der Mediziner – ganz gleich, ob Schamane, Heiler, Arzt oder Medizinmann – bittet Gott, das Universum oder welche höhere Macht auch immer um Kraft und Segen für seine Heilarbeit. Das Entzünden einer Kerze oder die Blumen vor dem Schrein sind Zeichen der Ehrerbietung und Wertschätzung für die Instanz, von der man Hilfe erhofft, und letztlich auch für den Akt der Heilarbeit als solchen.

Früher war es hierzulande üblich, beispielsweise vor dem Essen zu beten und Gott für die Speisen, die auf dem Tisch standen, zu danken. Es war keinesfalls selbstverständlich, dass man immer etwas zu essen hatte. Obwohl wir heute – zumindest in Westeuropa – nicht hungern müssen und der Tisch in den meisten Familien immer reich gedeckt ist, haben einige dieses schöne Ritual beibehalten.

Ich habe dies vor einigen Jahren bei einer Bauernfamilie im Chiemgau erleben dürfen, einer Familie, für die der sonntägliche Kirchgang eine Selbstverständlichkeit war, genauso selbstverständlich wie das Gebet vor dem Essen. Alle haben sie es gesprochen: die Eltern, die Großeltern und die Kinder. Wie das bei Bauern üblich ist, waren sie weitestgehend Selbstversorger. Sie hatten ihre eigene Milch, den Käse ließen sie von einem Senner aus der hofeigenen Milch machen und einlagern, die Hühner, die frei herumliefen, lieferten die Eier, und der Garten gab alles her, was in süddeutscher Erde gedeiht. Not hatten sie nicht, so viel war klar. Sie hatten sogar qualitativ bessere Lebensmittel, als die meisten Deutschen im Supermarkt ihres Vertrauens kaufen können. Alles frisch und alles Bio! Trotzdem dankten sie ihrem Gott für die Speisen, die sie zum großen Teil selbst erarbeitet hatten. Warum ich Ihnen das erzähle? Bauern leben in und mit der Natur. Der Ausgang der Ernte hängt maßgeblich von den natürlichen Geschicken ab, auf die der Mensch wenig Einfluss hat – Biobauern noch viel weniger als konventionelle Landwirte. Sie zählen zu den wenigen Erwerbstätigen, deren Existenz höheren Gewalten unterliegt – auch wenn starke Verluste etwa durch Unwetter oder Trockenperioden durch staatliche Leistungen zum Teil ausgeglichen werden – und die deshalb einen anderen Zugang zu jener Ordnung haben, die der Mensch schlechthin Gott oder einer anderen höheren Instanz zuschreibt. Obwohl sie genug zu essen haben, haben sie sich ein Gespür dafür bewahrt, dass ein gedeckter Tisch nicht selbstverständlich ist.

Doch zurück zur Meditation: So wie man das Essen wertschätzt, indem man sich dafür bedankt und erbittet, dass der Tisch auch in Zukunft reichlich gedeckt ist, sollte man meiner Meinung nach alles wertschätzen, was dem eigenen Wohlergehen dienen soll. Die Nahrung, die wir zu uns nehmen, nährt uns und ist eine elementare Voraussetzung dafür, dass wir leben. Man weiß heute, dass Nahrung deutlich besser aufgenommen wird und den Menschen folglich besser ernährt, wenn man bewusst isst, wenn man sich Zeit dafür nimmt und nicht etwa nebenbei fernsieht oder telefoniert. Das Gebet vor dem Essen ist Teil einer bewussten Nahrungsaufnahme, denn der Betende ist ganz bei der Speise, die er gleich zu sich nehmen wird. Er wertschätzt das, was ihn nähren soll.

Das Gleiche gilt auch für die Maly-Meditation. Das Gebet zu Beginn der Meditation stimmt Sie einerseits auf die Meditation ein und soll Ihnen helfen, den Alltag, die Sorgen um die

Krankheit oder was auch immer Sie belastet, für einen Moment zu vergessen. Aber das Gebet hat noch eine weitere Funktion: Sie erbitten den Segen für Ihre Heilung. Gläubige Menschen wissen, dass allein die Bitte um Segnung, die Tatsache, dass sie sich ihrem Gott anvertrauen, Kraft und Zuversicht schenkt. Doch auch, wenn Sie nicht an Gott glauben oder eine andere für Sie gültige Instanz um Unterstützung anrufen wollen, sondern die Meditation ausschließlich mit Ihrem Partner teilen oder ganz allein machen, empfehle ich Ihnen, vor jeder Meditation eine Kerze zu entzünden. Indem Sie Ihre ganz persönliche Meditationssitzung zelebrieren, also feierlich durchführen, betrachten Sie die Meditation als etwas Besonderes, etwas Wertvolles, das Ihnen zum Wohle gereichen wird.

Durch unsere kulturellen Traditionen sind wir geradezu darauf geeicht, dass allem, was im Schein von Kerzen geschieht, etwas Erhabenes, Huldvolles und Besonderes anhaftet. Wenn Sie Ihrem liebsten Menschen ein »Candle Light Dinner« bereiten, werden Sie Kerzen anzünden, oder? Und warum? Weil Sie etwas zu feiern haben? Weil Sie Ihren liebsten Menschen beglücken wollen? Oder weil ein Candle Light Dinner ohne Kerzen eben kein Candle Light Dinner ist? In jedem Fall wollen Sie, dass es ein besonders schöner Abend wird, dass Sie und Ihr liebster Mensch ein paar schöne Stunden miteinander verbringen; mit einem Wort: dass der Abend ein Erfolg wird. Vermutlich sitzen Sie auch nicht in Jogginghosen und Schlabber-T-Shirt am Tisch, sondern machen sich schön.

Sehen Sie: Genau die gleiche Wertschätzung sollten Sie auch Ihrer täglichen Meditation entgegenbringen, damit es eine gute und heilbringende Sitzung wird; kurz gesagt: damit die Meditation den gewünschten Erfolg mit sich bringt. Selbst wenn Sie keinen Segen erbitten, so segnen Sie doch durch das Entzünden der Kerze Ihre Meditation, auch wenn Ihnen das nicht bewusst sein mag.

Welche Rolle dem Ritual im therapeutischen Kontext zukommt, erklärt Prof. Dr. Harald Walach, Psychologe und Professor für Forschungsmethodik komplementärer Medizin und Heilkunde an der Europa-Universität Viadrina in Frankfurt an der Oder, folgendermaßen:

Rituale sind für alle therapeutischen Prozesse zentral. Sie fokussieren die Aufmerksamkeit und helfen dabei, einen vom Alltag und seinen normalen Erwartungen abgegrenzten Raum zu schaffen. Mit einem solchen abgegrenzten psychologischen Raum wird auch im übertragenen Sinne Raum geschaffen, in dem Neues geschehen kann, möglicherweise sogar ein Wunder. Rituale führen auch dazu, dass neue Systemgrenzen entstehen, z. B. zwischen einem Patienten und einer neuen, als möglich erdachten, erträumten und vorgestellten Zukunft. Damit wird das als neu Vorgestellte auch wahrscheinlicher und möglich. Denn nur, was in uns als Möglichkeit denkbar ist, wird auch in unserem Leben wirklich möglich.

Einen weitergehenden Erklärungsansatz zur Bedeutung von Ritualen für die Heilarbeit erbringt Frau Dr. Meißner:

Schon seit Menschengedenken werden ritualisierte Handlungen zur Heilung durchgeführt. Auch wenn sich die Rituale verschiedener Medizinsysteme voneinander unterscheiden, so kann man doch einige Charakteristika finden, die alle Heilungsrituale kennzeichnen. Zeitgenössischen Ritualtheorien zufolge lässt sich das Heilungsritual in vier Phasen unterteilen, und jede dieser Phasen trägt auf ihre Weise zur Heilung bei.

Die erste Phase der Evokation verfolgt den Zweck, den Patienten für das Geschehen zu öffnen. Hier wird ein außergewöhnlicher Rahmen gesteckt, der sich vom Alltäglichen unterscheidet. So findet die Heilung beispielsweise in der Regel an einem besonderen Ort statt. Der Patient als Suchender trifft auf den Heiler als zuverlässigen Führer und Beschützer. Diagnose und Behandlungsplan werden besprochen. Häufig nehmen Ängste und Symptome schon in dieser Phase des Rituals ab.

Es folgt die Durchführung des Rituals, die multisensorisch durch Berührung, Geräusche, Gerüche, bestimmte Handlungsabfolgen und Utensilien erfolgt. Der Heiler führt durch das Ritual und lenkt die Aufmerksamkeit des Patienten, der Patient lässt sich führen und fühlt sich geborgen.

In der dritten Phase geht es darum, dass die Heilkraft einverleibt wird, z.B. durch Spritzen, Tabletten, Operationen oder auch Berührungen der erkrankten Körperstellen. Für den Patienten ist der Ritus unmittelbar wahrnehmbar und erlebbar.

In der vierten und letzten Phase haben Patient und Heiler Gelegenheit, das Geschehene zu reflektieren. Es ist die Phase der Auswertung und Deutung des Erfolgs bzw. des Teil- oder Misserfolgs des Heilungsrituals. Hier werden die Weichen gestellt, wie das Erlebte in den Alltag übertragen wird.

Rituale sind also komplexe Geschehnisse, und alle der eben beschriebenen Elemente tragen wohl zum Heilerfolg bei.

Aus der Placeboforschung wissen wir, dass Heilungsrituale Besserungen hervorrufen, die keine Einbildung sind, sondern neurobiologische Entsprechungen haben: So werden spezifische Hirnareale aktiviert, Botenstoffe und immunologische Biomarker ausgeschüttet, und das Nervensystem ändert seine Aktivität.

Der Ort der Meditation

Vermutlich verfügt Ihre Wohnung, Ihr Haus oder Ihr Garten über schöne und weniger schöne Ecken, und wahrscheinlich haben auch Sie so etwas wie einen Lieblingsplatz, an den Sie sich zurückziehen, wenn Sie für sich sein, ein Buch lesen oder Musik hören wollen.

Objektiv betrachtet gibt es sicher gute und weniger gute Fleckchen, je nachdem, wie viel Tageslicht in einen Raum fällt und aus welcher Himmelsrichtung, welche Möbel im Raum stehen, ob Bilder an den Wänden hängen oder wo diese positioniert sind. Ich glaube jedoch, dass es auch so etwas wie eine subjektive Raumwahrnehmung gibt, die nur individuell wahrgenommen und nicht erklärt werden kann. Lassen Sie Ihre Gäste bei der nächsten Einladung doch einfach mal ihre Plätze am Esstisch frei wählen. Sie werden staunen, wer welchen Platz präferiert oder sich darum streitet. Manche werden auf keinen Fall die geöffnete Tür im Rücken haben wollen, andere versuchen möglicherweise den am weitesten von der Tür entfernten Platz zu ergattern.

Tief im Inneren wissen wir ganz genau, welche Räume und welche Position gut für uns sind, wo das Bett stehen sollte oder wohin wir vom Schreibtisch aus schauen wollen. Sollten Sie das Gefühl dafür verloren haben, dann machen Sie sich auf die Suche danach.

Bezogen auf die Maly-Meditation heißt das: Versuchen Sie für sich herauszufinden, in welchem Zimmer und in welcher Ecke Sie sich am wohlsten fühlen. Wenn Sie den richtigen Ort gefunden haben, dann sorgen Sie dafür, dass Sie diesen Ort einmal am Tag ungestört für sich beanspruchen können. Wichtig ist, dass Sie ein gutes Gefühl und Ihre Ruhe haben. Das heißt auch, dass Sie potenzielle Störquellen wie Telefone ausschalten und – für den Fall, dass der Paketbote klingeln sollte – auch die Türglocke stummstellen. Reden Sie mit Ihrer Familie, vor allem, wenn Sie Kinder haben. Erklären Sie ihnen, warum es wichtig für Sie ist, dass Sie für diese 25 Minuten am Tag uneingeschränkte Ruhe haben.

Ich war einmal zu Gast im Haus einer Freundin, deren Familie der Lehre eines indischen Lehrers folgend meditierte. Es gab dort einen eigens eingerichteten Meditationsraum mit ausladend bequemen Sitzkissen, einem kleinen Altar, auf dem das Foto des Meisters aufgestellt und der stets mit Blumen geschmückt war und sonst nichts. Je nach Tages- und Uhrzeit meditierten meine Freundin, ihre Mutter und ihr ältester Bruder allein oder gemeinsam in dem Zimmer. ihr Vater, ihre Schwester sowie der jüngste Bruder, die alle drei nichts mit hinduistischer Meditation am Hut hatten und lieber zum Beten in die nahe gelegene Kirche gingen, kamen nie in diesen Raum. Warum ich Ihnen das erzähle? Nun, manche Menschen gehen regelmäßig in ihre Kirche, ihre Moschee, ihren Tempel oder ihre Synagoge, um dort Gott im Kreise anderer nah sein zu können, andere beten oder meditieren allein zu Hause, im Wald oder auf weiter Flur. Wo auch immer Ihr Platz ist: gestalten Sie diesen Platz nach Ihrem Gespür und sorgen Sie dafür, dass Sie ihn allein oder in der Gesellschaft, die Ihnen guttut, nutzen können, damit Sie heil werden.

Erwartungen an die Maly-Meditation

Wenn Sie noch nie zuvor meditiert haben, kann es durchaus eine Weile dauern, bis es Ihnen gelingt, sich in die Meditation zu versenken. Ich will nicht sagen, dass es talentierte und weniger talentierte Meditationsschüler gibt, aber dem einen fällt es möglicherweise leichter als dem anderen, die Welt loszulassen und sich auf das Licht zu konzentrieren. Vermutlich spielt die Konzentrationsfähigkeit, der Grad der Entspanntheit bzw. Angespanntheit oder auch die jeweilige Tagesform eine gehörige Rolle. Grundsätzlich kann jeder meditieren lernen, und jeder braucht dafür die Zeit, die er eben braucht.

Ein Fehler, der den Meditationserfolg untergraben kann, ist eine zu hohe Erwartungshaltung an das, was man in der Meditation zu sehen oder zu erleben hofft. Mir haben schon Menschen erzählt, dass sie während der Maly-Meditation Christuserscheinungen gehabt hätten, und zwar unabhängig davon, ob sie allein, mit mir oder mit ihren Angehörigen meditiert haben. Andere sprechen von den schönsten Licht- und Farbwelten, die sie als überwältigend empfunden und sich darin ausgesprochen wohl gefühlt hatten. Für manch einen öffnen sich während der Meditation Türen, andere erklimmen endlos erscheinende Treppen. Was auch immer Menschen während einer Meditation sehen, fühlen oder erleben: es ist ihr individueller Erlebenshorizont, der vermutlich aus ihren bisherigen Lebenserfahrungen, aus ihren Urängsten und Wünschen gespeist wird und der für andere nicht reproduzierbar ist.

Bezogen auf die Maly-Meditation heißt das: Wenn Sie kein Licht sehen oder einfach überhaupt gar nichts sehen, dann versuchen sie es nicht herbeizuzwingen. Es wird sich von ganz allein einstellen. Bleiben Sie einfach in einer entspannten Haltung – sowohl körperlich als auch mental – und führen Sie Ihre Aufmerksamkeit immer wieder auf das Licht zurück, falls Gedanken sich in Ihrem Kopf breitmachen, die Sie ablenken. Es ist völlig normal, dass solche Gedanken auftauchen. Versuchen Sie nicht, sie aktiv zu verbannen. Sie kennen ja die Geschichte mit dem rosa Elefanten. Nein? Dann versuchen Sie doch mal, nicht an einen rosa Elefanten zu denken. Und was passiert? Genau! Sie sehen lauter rosa Elefanten. Also jede Form des bewussten Wollens oder gar Erzwingens hält Sie garantiert davon ab, in die Meditation zu versinken, weil Ihr Bewusstsein nach wie vor das Zepter in der Hand hält und Ihr Unterbewusstsein nicht den Hauch einer Chance hat, dieses zu übernehmen.

Warum das so ist, kann der Gehirnforscher Günter Haffelder erklären. In seinem Institut in der Nähe von Stuttgart hat er die Hirnaktivitäten von Meditierenden – sowohl Miditationsschülern als auch Meistern – untersucht. Dabei hat er die Aktivitäten ihrer rechten und linken Hirnhälfte synchron analysiert und dreidimensional dargestellt. Aus seiner Beobachtung konnte er ableiten, dass während einer Meditation die linke Hirnhälfte, die unter anderem für den Intellekt, also für geistige Tätigkeit zuständig ist, ruhiggestellt wird, während die rechte Hirnhälfte, die unter anderem für Emotionen, Empathie oder intuitive Wahrnehmungen zuständig ist, aktiver wird. Das heißt, je mehr Ihr aktives Denken, das permanente Rattern in Ihrem Oberstübchen, versiegt, desto stärker können sich Ihre Gefühle und intuitiven Fähigkeiten äußern.

Das kann auch bedeuten, dass Ängste oder Freuden, die Sie vor langer Zeit erlebt haben und die in den Hintergrund gedrängt wurden, wieder Gestalt annehmen und Ihnen möglicherweise tiefere Einsichten in Ihr Wesen gewähren, so dass Sie plötzlich den Grund einer tiefsitzenden, aber bislang unerklärlichen

Angst verstehen. Es ist auch möglich, dass Sie sich während der Meditation an etwas erinnern, das Sie einmal fröhlich und optimistisch gestimmt hat und das Sie so möglicherweise wiederbeleben können. Doch das geht nur, wenn Sie das aktive Denken einstellen und sich auf eine Sache konzentrieren. Meditieren und gleichzeitiges Nachdenken schließen sich quasi aus.

Es gibt viele Möglichkeiten, seinen Geist zu beruhigen. In manchen Meditationstechniken konzentriert man sich auf einen Klang, in anderen auf ein Mantra, auch das Beobachten der Gedanken – die kommen und gehen – kann helfen, einen anderen Bewusstseinszustand zu erreichen. Wenn Sie Ihren Gedanken jedoch ungezügelten Lauf lassen und ihnen gestatten, Sie weiterhin zu beschäftigen und zu dominieren, dann wird Ihre linke Hirnhälfte wieder aktiver, und aus ist es mit der Meditation. In der Maly-Meditation ruht die Konzentration auf dem Licht. Das ist insofern von Bedeutung, als es das Licht ist, das in Ihren Körper einströmen und Sie heilen soll.

Eine gute und praktikable Hilfe, um das Gedankenkarussell anzuhalten, finden Sie auch in Ihrem Atem.

Die Atmung

Versuchen Sie, während der gesamten Meditation in den Bauch zu atmen. Ich weiß, dass die Bauchatmung zunächst ungewohnt sein kann, wenn Sie bisher eher in die Brust geatmet haben. Vor allem, wenn Sie gestresst oder angespannt sind, werden Sie tendenziell eher zur Brustatmung neigen. Beobachten Sie sich einmal, wie und wohin Sie atmen, wenn Sie Angst haben oder unter enormem Druck stehen. Ihnen wird vielleicht auffallen, dass Sie dann zu einer gewissen Kurzatmigkeit neigen. Sie werden vermutlich eher schnell, wenn nicht sogar hektisch atmen. Dies ist eine körperliche Reaktion auf Ihren emotionalen Zustand der Angst oder des Getriebenseins. Die Luftröhre und die Bronchien erweitern sich dann, so dass mehr Sauerstoff aufgenommen werden kann.

Im Fall einer akuten Stressreaktion, etwa bei einer Flucht – wie unsere Ururahnen sie beispielsweise ergriffen haben, wenn ihnen der Säbelzahntiger auf den Fersen war –, ist der Körper auf eine erhöhte Sauerstoffzufuhr angewiesen, um die Muskeln entsprechend mit Sauerstoff versorgen und – zurück zu unseren Ururahnen – somit schneller als der Säbelzahntiger rennen zu können. Das heißt, im Fall einer solchen Stressreaktion steigt nicht nur die Atemfrequenz, sondern auch die Atemmenge. Damit verbunden ist auch ein erhöhter Herzschlag. Je häufiger Sie atmen, desto häufiger schlägt Ihr Herz. Schließlich muss es das sauerstoffangereicherte Blut durch den Körper pumpen. Unser Herz ist bestens dafür gerüstet, kurzfristig und auch wiederkehrend Höchstleistungen zu erbringen. Aber es ist nicht dafür geschaffen, ständig im Schweinsgalopp zu rasen. Kein Herz, selbst das eines gut trainierten Triathleten, kann rund um die Uhr auf Hochtouren laufen.

Besonders ungesund sind Stressreaktionen dann, wenn sie nicht körperlich abreagiert werden können, wenn Sie also nicht davonlaufen, sondern im Bürostuhl sitzen und sich an den Armlehnen festkrallen. Von Menschen, die unter sogenannten Angststörungen leiden, ist bekannt, dass sie zu einer schnellen und flachen Atmung neigen und, damit verbunden, zu einem erhöhten Herzschlag.

Ich will das Thema an dieser Stelle abkürzen und nicht auf die verschiedenen körperlichen Auswirkungen einer angst- und stressbedingten Flachatmung eingehen, die sich bis zur Hyperventilation steigern kann. Nur so viel noch: Wenn Angst und Stress Ihren Alltag bestimmen und Sie ständig auf der Flucht sind – wenn auch nicht vor dem Säbelzahntiger, sondern vor anderen vermeintlich bedrohlichen Situationen Ihres Lebens –, kann es passieren, dass Sie sich die oberflächliche Brustatmung angewöhnen und gar nicht mehr anders atmen können. Dadurch kann es unter anderem zu Verspannungen der an der Atmung beteiligten Muskelgruppen kommen.

Verspannung ist – wie Sie sicher bereits wissen – das Gegenteil von Entspannung. Entspannung erreichen Sie wiederum durch eine bewusste Atmung, und zwar durch die Bauchatmung. Bei der Bauchatmung – oder Zwerchfellatmung, wie sie auch genannt wird – atmen Sie automatisch ruhiger und tiefer. Durch die verlangsamte Atmung reguliert sich auch die Häufigkeit Ihres Herzschlags, das heißt, Ihr Puls wird ruhiger. Je entspannter Sie sind, desto ruhiger atmen Sie.

Es ist nicht allzu schwer, sich von der Brust- auf die Bauchatmung »umzuprogrammieren«. Stellen Sie sich einfach vor, wie sich Ihr Bauch mit jeder Einatmung füllt, prall und rund wird, wie sich ihre Taille weitet und die Flanken nach außen wölben. Mit der Ausatmung ziehen sich die Flanken wieder zurück, die Taille wird wieder schmaler und der Bauch flacher. Wenn sich während des Atemvorgangs ebenfalls der Brustkorb hebt und senkt, muss Sie das nicht irritieren. Das ist völlig normal. Wichtig ist nur, dass Sie versuchen, sich auf Ihre Bauchdecke, die Taille sowie die Flanken zu konzentrieren. Falls Ihnen dies Schwierigkeiten bereiten sollte, empfehle ich Ihnen, es im Liegen zu üben. Legen Sie dazu eine Hand auf den Bauch und die andere an eine der beiden Flanken und spüren Sie der Bewegung nach, die Sie mit Ihrem Atem erzeugen. Es sollte Ihnen nicht allzu schwerfallen, bewusst in den Bauch und in die

Flanken zu atmen. Nur tun Sie sich bitte keinen Zwang an. Lassen Sie die Luft frei einströmen und wieder ausströmen, ohne zu pressen oder die Muskulatur anzuspannen. Sollte Ihre Bauchdecke allerdings hart und angespannt sein, wird es Ihnen vermutlich schwerfallen, in den Bauch zu atmen. Sie können das dann getrost als Zeichen Ihrer Anspannung betrachten.

Ich werde jetzt nicht umfänglich auf die Entspannung der Bauchdecke eingehen, nur so viel: Wenn Sie das Gefühl haben, dass Ihr Bauch angespannt ist, dann konzentrieren Sie sich auf die Bauchdecke, spannen diese noch einmal richtig an und lassen dann los. Normalerweise müssten Sie danach bzw. nach ein paar Wiederholungen dieser Übung entspannter sein, und Ihr Bauch dürfte sich nicht mehr ganz so hart anfühlen.

Die Bauchatmung hilft Ihnen, sich zu zentrieren, gewissermaßen zu Ihrer Mitte zu finden und so zur Ruhe zu kommen. Der Atem ist ein natürlicher Rhythmus, der vom autonomen – oder vegetativen – Nervensystem gesteuert wird und quasi automatisch abläuft. In unserem täglichen Tohuwabohu wären wir vermutlich allzu schnell überfordert, wenn wir bewusst daran denken müssten, ein- und auszuatmen. Für die Meditation ist der Atem eine willkommene Hilfestellung. Die Konzentration auf seinen monotonen Rhythmus erleichtert es, das Gedankenkarussell im Kopf zu verlassen. Viele Meditationstechniken nutzen den Atem als Vehikel, um das beständige Kreisen um einen oder mehrere Gedanken zu beenden und sich auf eine Sache zu konzentrieren, nämlich auf den Atem. Für die Maly-Meditation hat der Atem darüber hinaus noch eine weitere Funktion: Sein Rhythmus wird Sie dabei unterstützen, sich den Weg des heilenden Lichtes vom Kopf bis in jede einzelne Zelle Ihres Körpers vorzustellen.

So, und für alle, die bereits an der Bauchatmung zu verzweifeln drohen, kommt jetzt die gute Nachricht: Sobald Sie mit der Lichtvisualisierung beginnen, brauchen Sie nicht mehr darauf zu achten, in den Bauch zu atmen. Erstens machen Sie das dann vermutlich ohnehin von ganz allein, und zweitens sollte man sich in der Meditation möglichst nur auf eine Sache konzentrieren, und das ist im Fall der Maly-Meditation das Licht. Das heißt konkret für den Ablauf der Maly-Meditation: Solange Ihr Meditationsbegleiter das einführende Gebet vorliest bzw. Sie es von der beiliegenden CD hören, konzentrieren Sie sich auf Ihren Atem. Erst wenn die Lichtvisualisierung beginnt, wenden Sie sich dem Licht zu und atmen ruhig weiter, ohne bewusst auf den Atem zu achten.

Die Verbindung von Atmung und Lichtvisualisierung

Bei jeder Einatmung nehmen Sie wahr, wie das Licht über Ihrem Kopf in den Körper einfällt und seinen Weg zum Herzen findet. In dem kurzen Moment, der zwischen Ein- und Ausatmen liegt, in dem Sie unbewusst die Luft anhalten, stellen Sie sich vor, wie sich das Licht mit Ihrer Herzenswärme und -liebe verbindet. Wenn Ihnen dieser Moment zu kurz erscheint, um sich das vorstellen zu können, dann halten Sie die Luft für einen winzigen Moment an, aber bitte nur so lange, dass es Ihnen kein Unbehagen bereitet. Nach ein paar Atemzyklen werden Sie die Luft nicht mehr anhalten müssen, weil das bewusste Anreichern des Lichts mit Ihrer Herzensliebe dann unbewusst, quasi automatisch vonstattengehen wird. Es ist, als würden Sie das Licht noch einmal mit der Liebe Ihres Herzens segnen.

Mit der Ausatmung lassen Sie das Licht in Ihren Körper fließen, dorthin, wo Sie es brauchen. Gewähren Sie dem Licht so viel Zeit, sich in Ihrem Körper auszubreiten, bis Sie erneut Luft holen müssen. Das heißt, zwischen dem vollständigen Ausatmen und dem nächsten Einatmen kann ruhig etwas Zeit vergehen. Finden Sie Ihren Atem-Licht-Rhythmus und wiederholen Sie ihn so lange, bis Sie ganz vom Licht erfüllt sind. Das klingt alles komplizierter, als es ist. Probieren Sie es ein paar Mal, und Sie werden sehen, dass das Licht mit der Zeit durch Ihren Körper strömt, wenn Sie nur daran denken.

Die liebevolle Zuwendung

Ihnen wird aufgefallen sein, dass ich immer wieder von liebevoller Zuwendung spreche oder davon, dass sich das Licht liebevoll in Ihrem Körper ausbreitet. Welche Bedeutung Liebe und Zuwendung für den Heilungsprozess haben, werde ich an späterer Stelle noch eingehender beschreiben. Hier nur so viel: Falls Sie sich auf die Fahne geschrieben haben sollten, Ihrer Krankheit den Kampf anzusagen, sollten Sie ganz schnell die Flagge wechseln. Ich weiß, dass Heilung in der öffentlichen Wahrnehmung oft mit Kämpfen gleichgesetzt wird. Zumindest lassen Schlagzeilen wie diese eine solche Vermutung zu: »Sie hat den Kampf gegen den Krebs gewonnen« oder »im Kampf gegen den Krebs war er leider unterlegen«.

Wer oder was soll denn bitte schön bekämpft werden? Ein Tumor ist doch kein außergalaktischer Eindringling, sondern Teil des Organismus, der halt dummerweise ein Eigenleben entwickelt hat. Tumorzellen kochen – wenn Sie so wollen – ihr eigenes Süppchen. Sie entziehen sich den Regeln, die für alle anderen Körperzellen gelten, sie tricksen das Immunsystem aus und sind – zumindest in diesem Sinne – tatsächlich unangreifbar. Warum auch immer Zellen entarten, es sind und bleiben doch die eigenen Zellen.

Auch eine Grippe oder eine Allergie sind keine Feinde des Körpers, sondern Reaktionen des Immunsystems. Im Fall der Grippe versucht das Immunsystem, die grippalen Erreger unschädlich zu machen, indem es beispielsweise die Temperatur nach oben korrigiert; das ist dann das, was wir als Fieber wahrnehmen. Besonders schlaue Zeitgenossen meinen ja, sie müssten das Fieber bekämpfen. Anstatt ihr Immunsystem zu unterstützen, indem sie sich ins Bett legen und einfach mal Ruhe geben, werfen sie fiebersenkende Pillen ein und hindern das Immunsystem daran, seine Arbeit zu machen. Das wäre in etwa so, als würde man den Klempner wegen eines Rohrbruchs rufen, um den guten Mann dann, sobald er das Wasser abgestellt hat und sich daranmachen will, die geborstene Stelle im Rohr abzuklemmen, nach Hause zu schicken, das Wasser wieder aufzudrehen und Eimer aufzustellen. Das würden Sie doch nie tun, oder?

Sehen Sie, so ähnlich verhält es sich auch mit Ihrem Immunsystem: Wenn Sie es nicht arbeiten lassen, kann es Ihnen nicht helfen, gesund zu werden. Wenn Sie Ihrer Krankheit den Kampf ansagen, bekämpfen Sie sich am Ende selbst. Bezogen auf die Maly-Meditation heißt das, dass Sie das Licht nicht als gleißende Waffe gegen den Krankheitsherd einsetzen sollten, sondern es liebevoll durch Ihren Körper strömen lassen, dorthin, wo es heilend wirksam werden soll. Wenden Sie sich Ihrem Körper und Ihrer Krankheit in Liebe zu. Stellen Sie sich vor, dass dieses Licht – woher auch immer es kommen mag – nichts anderes im Schilde führt, als Ihnen Gutes zu tun und Sie zu heilen.

Auch wenn Untersuchungen gezeigt haben, dass Krankheiten

auch dann heilen, wenn sich Patienten die Krankheit als Eindringling vorgestellt und diesen mit Hilfe einer Suggestion bekämpft haben, glaube ich nicht, dass dies das Mittel der Wahl sein sollte. Wir kämpfen ohnehin schon viel zu viel: gegen den Bürokratismus, der uns den letzten Nerv raubt, gegen Lehrer, die unsere Kinder vermeintlich oder tatsächlich ungerecht behandeln, gegen den Nachbarn, dessen Baum in unseren Garten ragt und der jeden Herbst Unmengen von Laub produziert, gegen die Politiker – gegen die sowieso –, Kollegen, die an unserem Stuhlbein sägen, und so könnte ich die nächsten paar Seiten fortfahren. All diese imaginären oder tatsächlichen Kampfeinsätze kosten Nerven und Energie, und ich wage zu behaupten, dass der daraus resultierende Energieverlust nicht ganz unerheblich für das Entstehen von Krankheiten ist, mal ganz abgesehen von den negativen Gefühlen, die damit einhergehen. Groll, Wut und Hass sind auf Dauer von selbstzerstörerischer Kraft, die sich letztlich gegen den eigenen Organismus wenden.

Sie haben ja die Wahl und können sich entscheiden zwischen einer eher destruktiven Bekämpfung Ihrer Krankheit oder einer konstruktiven Veränderung Ihres Gesundheitszustandes. Ich persönlich glaube, dass alles, was man in liebevoller Absicht tut, grundsätzlich die bessere Entscheidung ist, die zum besseren Ergebnis führt.

8

Häufig gestellte Fragen
zur Maly-Meditation

Ich werde immer wieder gefragt, ob man sich strikt an die Ausführung der Meditation, so wie ich sie praktiziere, halten müsse. Die Antwort lautet: »Jein!« Ich werde nachfolgend die Aspekte ansprechen, die aus meiner Sicht individuell gestaltet werden können, ohne dass die Wirkung der Maly-Meditation dadurch erheblich beeinträchtigt würde. Dabei orientiere ich mich an den Elementen, die erfahrungsgemäß von Patienten hinterfragt werden, gewissermaßen den häufig gestellten Fragen zur Maly-Meditation oder den *frequently asked questions,* wie so etwas neudeutsch genannt wird.

Muss ich unbedingt Ihr Gebet sprechen (oder anhören)?
Die meisten Menschen bitten mich um eine Kopie des Gebetes, das ich zum Einstimmen auf die Meditation vortrage. Ich selbst halte dieses Gebet für stimmig, weil es im wahrsten Sinne des Wortes auf die Meditation und ihren tieferen Sinn einstimmt. Aber es ist kein Muss! Wer sich lieber eines anderen Gebetes bedient, das durchaus einer anderen als der christlichen Religion entlehnt sein kann, sollte das tun, wenn es ihm hilft, einen besseren Zugang zur Meditation zu finden. Auch Mantras oder bestimmte Klänge können im Einzelfall besser geeignet sein als

mein Gebet. Es gibt auch Menschen, die sich gleich der Visualisierung des Lichtes hingeben und keiner Vorbereitung bedürfen. Wer eine gewisse Routine im Meditieren hat und sich leicht in diesen Zustand versetzen kann, benötigt möglicherweise keine Einstimmung.

Worauf es mir lediglich ankommt, ist, dass die Maly-Meditation in ein Ritual eingebettet ist und nicht mal eben so zwischen Tür und Angel praktiziert wird. Warum ich das für wichtig halte, habe ich bereits ausführlich erläutert.

Aus meiner Sicht ist das Gebet auch Teil des Rituals. Viele Meditierende hören gar nicht auf den Wortlaut des Gebets, vor allem, wenn sie die Maly-Meditation schon länger praktizieren. Sobald Ihr Partner, oder wer auch immer Sie in der Meditation begleitet, das Gebet vorliest, ist aber für Sie das Zeichen, sich für die folgenden 25 Minuten von der Außenwelt zu verabschieden und Ihre Aufmerksamkeit nach innen zu richten. Das Gebet bringt den Meditierenden gewissermaßen zur Ruhe und hilft ihm dabei, zu sich zu finden.

Wie oft muss ich mir den Lichtzyklus vorstellen?
Wer in der Meditationspraxis geübt ist und vielleicht schon andere Formen der Autosuggestion praktiziert hat, benötigt vermutlich weniger Zeit, um sich das heilende Licht und seine Ausbreitung im Körper vorzustellen. Jeder sollte den Visualisierungszyklus so lange wiederholen, bis das Licht automatisch erscheint. Dafür gibt es kein Patentrezept. Manche Menschen wiederholen es bis zu 20-mal, bei anderen erstrahlt das Licht bereits, wenn sie ihre Meditationshaltung einnehmen und der Gong erklingt. Bei ihnen hat sich die Lichtvisualisierung bereits automatisiert, das heißt, sie läuft automatisch ab, ohne dass sie bewusst an das Licht denken müssten.

Ich halte es jedoch für sinnvoll, sich den Weg des Lichts auch dann auszumalen, wenn sich die Lichtvisualisierung bereits automatisiert hat. Es ist schlicht eine Frage der Achtsamkeit. Sie möchten ja, dass Ihnen das Licht Gutes tut. Also bitten Sie es liebevoll in Ihren Körper und geleiten Sie es wenigstens einmal gedanklich dorthin, wo Sie seiner Hilfe bedürfen. Den Rest macht es dann ganz allein.

Wie finde ich zurück zum Licht, wenn mir tausend Gedanken durch den Kopf schwirren?
Ich empfehle, sich den Lichtzyklus noch einmal komplett vorzustellen oder – wem das reicht – einfach nur das Wort »Licht« in Gedanken zu formulieren. Doch es kann genauso hilfreich sein, sich ein bestimmtes Licht vorzustellen, das man als wohltuend empfindet oder das man sich im eigenen Körper wünscht, beispielsweise das Orangerot der aufgehenden Sonne oder die gleißenden Strahlen der Mittagssonne.
Ich selbst benutze ein Mantra, wenn meine Gedanken abschweifen, und zwar das *Vaterunser*. Manchmal reicht es, wenn ich es nur einmal in Gedanken spreche, manchmal muss ich es mehrere Male wiederholen, um die Gedanken zum Schweigen zu bringen. Dann stelle ich mir noch einmal vor, wie das Licht durch meinen Körper fließt, wie ich es über meine Hände an den Meditierenden weitergebe, und wie es sich dann liebevoll in seinem Körper ausbreitet. Das ist meine Art, um das Gedankenwirrwarr im Zaum zu halten.
Wer sich beispielsweise mit Hilfe eines Mantras in die Meditation versetzt, findet möglicherweise mit dem Mantra leichter wieder zurück in die Meditation als mit dem Wort »Licht«, was im Grunde genommen auch die Funktion eines Mantras erfüllt.

Ich sehe ständig ein anderes Licht, kann das sein?
Und ob das sein kann. Ich höre oft von Grüntönen, die Patienten während der Meditation sehen. Anderen erscheinen immer wieder andere Farbnuancen, auch in Abhängigkeit davon, was sie vor der Meditation getan und gesehen haben. Es muss Sie also nicht irritieren, wenn Sie montags blau sehen, dienstags rot und zum Sonntag violett. Wichtig wäre lediglich, dass Sie sich ein helles Licht vorstellen, das über Ihren Kopf in Ihren Körper fließt. Welche Farbe das Licht annimmt, sobald es automatisch in Ihren Körper fließt und dort scheint, spielt keine Rolle.
Ich selbst stelle mir übrigens immer vor, dass ein helles, gleißendes Licht scheint, während ich die Hände auflege.

Muss ich wirklich 25 Minuten im Stillen sitzen, ohne Musik?
Das müssen Sie auf gar keinen Fall! Es gibt sehr schöne Meditationsmusiken aus unterschiedlichen Kulturkreisen, die sehr gut dazu geeignet sind, das Eintauchen und das Verharren in der Meditation zu erleichtern. Viele Menschen können nicht nur besser, sondern auch länger meditieren, wenn sie im Hintergrund gregorianische Gesänge, leichte Harfenmusik oder eine Weise hören, die sie an ein Wiegenlied erinnert. Solange Sie nicht Hardrock auflegen, können Sie Ihre Meditation ruhig mit Musik unterlegen.

Manchmal wird mir ganz warm und dann wieder nicht. Kann das sein?
Natürlich kann das sein. Es gab sogar schon Patienten, denen beim Auflegen der Hände kalt geworden ist. Gut, wenn der Meditationsbegleiter Eispranken hat, die er dem Meditierenden auflegt, dann ist das nicht verwunderlich. Aber kurioserweise habe ich selbst mitunter auch kalte Hände, und trotzdem wird den

Patienten heiß, sobald ich sie über ihren Körper führe. Ähnliches berichten Menschen aus ihren privaten Meditationserfahrungen, wenn sie zu Hause mit ihren Angehörigen meditieren. Ich kann nicht erklären, warum den einen warm und den anderen weniger warm wird. Alles, was ich aus meiner bisherigen Meditationspraxis und den damit verbundenen Rückmeldungen sagen kann, ist, dass es vor allem bei Krebspatienten an den Stellen, an denen der Tumor oder die Metastasen sitzen, heiß wird.

Es kommt auch immer wieder vor, dass Menschen während der Meditation schwitzen oder mich sogar darum bitten, die Hand wegzunehmen, weil die Hitze unerträglich wird. Gleiches gilt für entzündliche Prozesse. Wenn sich Frauen – und es sind fast immer Frauen – eine Blasenentzündung zugezogen haben, dann wird ihnen dort, also im Unterleib, warm bis heiß. Ein angenehmer Nebeneffekt ist – und auch hier sind es mehrheitlich Frauen, die sich darüber freuen –, dass kalte Füße im Verlauf der Meditation so warm werden, als hätten sie ein Fußbad genommen. Interessanterweise spüren selbst Menschen, die keinerlei Krankheiten haben und lediglich zu mir zur Meditation kommen, weil sie sich danach entspannt und gestärkt fühlen, eine intensive Wärme im ganzen Körper. Wie gesagt: eine Erklärung habe ich nicht für diese Phänomene. Ich stelle lediglich fest, dass von kalt bis heiß alle Temperaturwahrnehmungen auftreten können. Allerdings empfinden die meisten Menschen – ich würde sagen 90 Prozent derjenigen, die zu mir kommen – Wärme.

Soll ich die rechte Hand auf den Kopf legen und die linke auf die Brust oder umgekehrt?
Aus meiner Sicht ist das unerheblich. Ich selbst achte auch nicht darauf, welche Hand auf dem Kopf und welche auf dem Bauch liegt. Die Wahl des jeweiligen Arms hängt nicht zuletzt davon

ab, ob man rechts oder links vom Meditierenden sitzt und natürlich ob man Rechts- oder Linkshänder ist. Da es über die Dauer von 25 Minuten schon auch beschwerlich werden kann, die Hand über dem Kopf des Meditierenden zu halten, wird man vermutlich eher den dominanten Arm wählen, der naturgemäß kräftiger ist. Ich denke, dass jeder Meditationsbegleiter seine Hände und Arme so zum Einsatz bringen sollte, dass auch er oder sie einigermaßen bequem sitzen und sich ganz dem Meditierenden und seiner Heilung hingeben können.

Muss ich die Hände immer auf den Kopf, die Brust und den Bauch legen?
Grundsätzlich halte ich es für sinnvoll, diese Körperareale zumindest im ersten Durchgang in der von mir beschriebenen Reihenfolge zu berühren. Allerdings sollte man immer auf die Wünsche und Bedürfnisse des Meditierenden eingehen und die Hände dorthin legen, wo er sie gern hätte. Manche Menschen empfinden die Hand am Bauch als besonders wohltuend, andere eher auf der Brust. Je nachdem, wo die Krankheit oder das Unwohlsein lokalisiert ist, kann der Meditierende die Berührung auch am Rücken oder im Genick bevorzugen. Und wenn Ihre Frau, Ihr Kind oder wem auch immer Sie die Hände auflegen, montags am Bauch, dienstags am rechten Arm und mittwochs am Ohr berührt werden möchte, dann geben Sie diesen Wünschen nach.

Ich selbst habe keine Erklärung dafür, warum Menschen die Berührung an der einen oder der anderen Stelle als angenehm empfinden und warum sich dieses Bedürfnis täglich ändern kann. Alles, was ich aus meiner bisherigen Erfahrung sagen kann, ist, dass solche wechselnden Bedürfnisse an der Tagesordnung sind und dass ein Kranker oder Hilfesuchender am besten weiß, was ihm wo guttut. Wenn Sie regelmäßig mit einem Menschen meditieren und ihm die Hände auflegen, werden Sie ohnehin ein Gespür dafür entwickeln, wo Ihre Hände am dringlichsten gebraucht werden und am meisten willkommen sind. Ein enges Vertrauensverhältnis zwischen Ihnen und dem Menschen, dem Sie helfen wollen, ist ohnehin eine Voraussetzung dafür, dass die Meditation zum Wohle des Kranken wirken kann.

Wie lange muss ich meditieren? Reichen nicht auch 10 statt 25 Minuten?

Nein, das reicht nicht. Die Meditation sollte mindestens 25 Minuten dauern. Schließlich brauchen Sie, vor allem, wenn Sie über keinerlei Meditationserfahrung verfügt, Ihre Zeit, um die Außenwelt hinter sich zu lassen und zu sich zu finden. Es ist mir durchaus bewusst, dass es anfänglich gerade für Meditationsneulinge schwierig sein kann, sich darauf einzulassen. Doch davon sollte man sich nicht abschrecken lassen. Es bedarf schon einiger Geduld und Übung, bis man sich so weit konzentrieren kann, dass man nicht ständig abgelenkt wird.

Wenn Sie eine neue Sportart erlernen wollen, müssen Sie ja auch so lange üben, bis Sie sicher auf dem Snowboard stehen oder die richtige Technik für einen knackigen Aufschlag raushaben.

Die Frage einer hinreichenden Meditationsdauer halte ich aber noch aus einem anderen Grund für wichtig: Wir leben in einer Zeit, in der niemand Zeit zu haben scheint. Jeder ist verplant, sowohl beruflich als auch privat. Da wird ein Essen mit Freunden oder der Besuch der Schwiegermutter als »Termin« eingetragen und als solcher deklariert. Früher hatte man etwas vor, heute hat man Termine. Gut, das klingt irgendwie geschäftig, und möglicherweise kann der eine oder andere sein Selbstwertgefühl steigern, indem er sich und dem Rest der Welt erklärt, wie gefragt und ergo wichtig er ist.

Sie halten diese Argumentationslinie für abwegig und sind der Meinung, ich schweife vom eigentlichen Thema ab? Tue ich nicht. Und ich sage Ihnen auch, warum. Wir – und ich nehme mich davon keineswegs aus – leben in einer Realität, in der alles, was dem Menschen guttut und seiner Gesundheit als auch seinem Glücksempfinden förderlich sein könnte, zu kurz kommt, während absolut unwichtige Dinge immer mehr Zeit und Aufmerksamkeit einfordern und – jetzt kommt's – die Menschen überfordern und über kurz oder lang krank machen.

Und was hat das mit der Dauer der Maly-Meditation zu tun? Wenn Sie sich dazu entscheiden, zu meditieren, weil Sie sich davon Hilfe, Heilung oder auch nur ein paar gute Momente erhoffen, dann nehmen Sie sich auch die Zeit dafür. Wenn es Ihnen wirklich wichtig ist, die Maly-Meditation in Ihr Leben zu integrieren, dann schaffen Sie sich den dafür notwendigen Freiraum, und der misst nun einmal mindestens 25 Minuten. Es ist schlicht eine Frage der Priorität und der Wertschätzung.

Menschen, Tätigkeiten oder in diesem konkreten Fall eine Meditationspraxis, für die Sie angeblich keine Zeit haben, können Ihnen nicht wichtig sein. Wenn Sie sich beispielsweise mit Ihrer besten Freundin verabreden, die Sie schon lange nicht mehr gesehen haben, werden Sie vermutlich alles daransetzen, die Verabredung einzuhalten, ganz gleich, wie viel Sie um die Ohren haben: Weil Ihnen das Zusammensein mit Ihrer besten Freundin wichtig ist, weil Sie sie gernhaben oder weil Sie ihr etwas anvertrauen wollen, was Ihnen auf der Seele brennt. Wenn Sie sich mit einer Bekannten verabreden, die Sie schon auch irgendwie ganz nett finden, der Sie sich jedoch nicht annähernd so verbunden fühlen wie Ihrer besten Freundin, wird es Ihnen deutlich leichterfallen, ein Treffen abzusagen, weil besagte Bekannte Ihnen einfach nicht so wichtig ist.

Wenn Sie die Maly-Meditation irgendwie ganz interessant finden, aber nicht wirklich an ihr Heilungspotenzial glauben und sie eher halbherzig betreiben, wird Sie Ihnen auch nichts bringen. Dann können Sie besser gleich davon lassen und Ihre Zeit anderweitig nutzen. Versuchen Sie herauszufinden, was für Sie persönlich, für Ihre Heilung, Ihr Wachstum und Ihre Zufriedenheit wichtig ist und worauf Sie gut und gerne verzichten können. Ich bin sicher, dass Sie es schaffen werden, die entsprechenden Prioritäten zu setzen. Das schafft Ihnen dann auch den entsprechenden Spielraum, um die Maly-Meditation durchführen zu können. Und damit komme ich zur nächsten Frage, die auch gern gestellt wird:

Muss ich jeden Tag meditieren?
Das kommt ganz darauf an, aus welchem Grund Sie sich für die Maly-Meditation entschieden haben. Wenn Sie meditieren, weil es Ihnen guttut und Sie sich danach erholt und gestärkt fühlen, denke ich, dass Sie es immer dann tun sollten, wenn Sie das Bedürfnis danach haben. Wenn Sie allerdings krank sind und gesund werden wollen, empfehle ich sie Ihnen zur täglichen Praxis.

Ich erlebe es immer wieder, dass Krebspatienten, die zu mir kommen, die Meditationspraxis einstellen, sobald sich ihre gesundheitlichen Werte verbessern. Erst unlängst rief mich eine Patientin an, die – nachdem der Tumor sich zurückgebildet hatte und sie sich so wohl fühlte wie seit Jahren nicht mehr – die Meditation eingestellt hatte. Als sie ein halbes Jahr später, bei einer der nächsten Nachuntersuchungen von ihrem Arzt mitgeteilt bekam, dass der Krebs wieder ausgebrochen sei, bekam sie

Angst und bat mich um einen Termin. Nach der gemeinsamen Meditation war sie beruhigt und schöpfte wieder Hoffnung. Ich erklärte ihr jedoch, dass sie die Meditation schon regelmäßig betreiben müsse, wenn sie wirklich gesund werden und bleiben wolle. Seither meditiert sie wieder täglich zusammen mit ihrem Mann. Schon bei der nächsten Untersuchung konnte festgestellt werden, dass der Tumor in seiner Größe wieder zurückgegangen war.

Ich kann den Menschen letztlich nur diesen einen Rat geben, regelmäßig zu meditieren.

9

Gedanken über die Wirkung
der Maly-Meditation

Zu Beginn habe ich Ihnen erzählt, warum ich die Maly-Meditation entwickelt habe. Ich kann heute nicht mehr genau sagen, wie ich darauf verfallen bin, mir ein heilendes Licht vorzustellen, das durch meinen Körper strömt. Vielleicht liegt es auf der Hand, sich etwas Helles und Lichtes vorzustellen, von dem man Heilung und Rettung erwartet. Es ist, wie wir aus den Märchen unserer Kindertage wissen, immer das Helle, Leuchtende, das Großartiges und Edles verspricht. Das Böse und Schlechte assoziieren wir automatisch mit dem Dunkel.

Nun geht es bei der Maly-Meditation ja darum, sich ganz konkret vorzustellen, dass der Körper im Schein des heilenden göttlichen Lichts gesund ist. Welche Bedeutung solche inneren Bilder für den Heilungsprozess haben können und warum sie ausgerechnet im meditativen Zustand besonders wirkungsvoll sind, erklärt Frau Dr. Meißner so:

Innere Bilder treten besonders häufig in einem Zustand tiefer Entspannung auf. Dieser Zustand wird auch Trance genannt. In Trance werden Sinnesreize, auf die die Aufmerksamkeit gelenkt wird, besonders lebendig wahrgenommen, während andere, irrelevante Reize ausgeblendet werden.

Auch erhöht sich im Trancezustand die Fähigkeit zu lebhaften, fast realistischen Imaginationen, die auch körperliche Effekte auslösen können. Allein die Vorstellung, in eine Zitrone zu beißen, löst beispielsweise schon Speichelfluss aus. Viele Studien belegen, dass imaginierte Bilder auch Krankheitssymptome positiv beeinflussen können. So wurde z. B. in einer Studie ein Absinken der Entzündungswerte im Blut bei Patienten mit rheumatoider Arthritis beobachtet, in einer anderen Studie wurde die Wundheilung nach Operationen beschleunigt und in einer weiteren Studie ließen sich gesteigerte Immunfunktionen und eine Abnahme der Infektanfälligkeit nachweisen. Solche Effekte lassen sich größtenteils auf die Reduzierung negativer Gefühle wie Stress und Angst zurückführen, was positiven Gefühlen wie Freude und Hoffnung mehr Raum gibt.

Die Aktivierung und Stärkung der Selbstheilungskräfte

Zunächst sollte ich vielleicht einmal darüber sprechen, was es mit den Selbstheilungskräften auf sich hat. Auf den Punkt gebracht, könnte man sagen, der menschliche Körper heilt sich selbst. Wir sind von der Natur so ausgestattet, dass beispielsweise Zellen, die entweder aufgrund ihres Alters oder aber aufgrund einer Verletzung absterben, durch neue Zellen ersetzt werden. Gleiches passiert, wenn wir uns den Arm brechen. Dann bildet der Körper an der Bruchstelle so viele neue Knochenzellen, wie nötig sind, um den Knochen wieder zusammenwachsen zu lassen.

Aber wir fahren doch ins Krankenhaus und lassen den Bruch schienen, werden Sie jetzt möglicherweise einwenden. Ja, das tun wir. Aber die Schiene oder ein schlichter Gipsverband dient lediglich dazu, den Knochen gerade zusammenwachsen zu lassen, damit er später wieder voll funktionsfähig ist. Früher, als es noch keine Hightech-Chirurgie gab, waren Menschen nach einem Beinbruch oft dazu verdammt, den Rest ihres Lebens mit krummen Beinen zu hinken (obgleich man sich auch früher Schienen beispielsweise aus Holz bediente, um ein gerades Zusammenwachsen zu ermöglichen). Das bloße Verheilen des Knochens, mithin das Verwachsen der Bruchstelle, passiert in aller Regel ohne das Zutun eines Chirurgen. Bis auf komplizierte Splitterbrüche, die zum Teil genagelt werden müssen, verheilt der Bruch von allein.

Ein anderes Beispiel, das jedem geläufig sein dürfte, ist der Verlauf einer Erkältung oder eines grippalen Infektes. Es gibt die alte Faustregel, die besagt, dass eine Erkältung im Schnitt eine Woche dauert, unabhängig davon, ob man nun etwas einnimmt oder nicht. Die meisten Erkältungsmittel, die in den Apotheken angeboten werden, lindern die Beschwerden, die mit dem Infekt einhergehen, etwa Atemprobleme oder Reizhusten, der uns nachts nicht schlafen lässt. Aber den Infekt als solchen heilen sie nicht. Das tut der Körper bzw. sein Immunsystem von ganz allein. Wir können unseren Körper lediglich dabei unterstützen, indem wir die Voraussetzungen für den Heilungsprozess optimal gestalten, also: Ruhe geben, uns ins Bett legen, ordentlich schwitzen, viel trinken und alles vermeiden, was den Organismus belastet, etwa Rauchen, uns Stress oder – ganz banal – Zugluft aussetzen.

Genau das versuche ich auch mit der Maly-Meditation: Die Maly-Meditation heilt niemanden von seiner Krankheit oder seinem seelischen Leid. Aber durch die regelmäßige Praxis der Meditation unterstützen Sie Ihren Körper dabei, sich selbst zu heilen. Die Maly-Meditation kann Ihnen dabei helfen, Ihre körpereigenen Selbstheilungskräfte zu aktivieren und zu stärken, und zwar indem Sie ungünstige Voraussetzungen durch deutlich bessere Umstände ersetzen. Dazu gehört beispielsweise die Tatsache, dass Sie aufhören, sich auf Ihre Krankheit zu konzentrieren, und den Zustand der Gesundheit fokussieren. Dazu gehört auch, dass Sie sich entspannen, alle belastenden und negativen Gedanken loslassen und eine positive Haltung zu sich und zu Ihrem Körper entwickeln. Dazu gehört, dass Sie wieder leben und Dinge tun, die Sie erfüllen. Dazu gehört nicht zuletzt, dass Sie wieder persönliche Bande knüpfen, zu Ihrem Partner oder Ihren Familienangehörigen, die mit Ihnen zusammen meditieren, die Hände auflegen und Ihnen damit das Gefühl der Zugehörigkeit geben.

An dieser Stelle möchte ich einen interessanten Gedanken von Prof. Walach anführen, der möglicherweise das Verständnis für diese Zusammenhänge schärft:

> Zentral für uns Menschen ist Zugehörigkeit. Jede schwere Krankheit, Krebs zumal, ist eine Bedrohung dieser Zugehörigkeit. Gebet und gemeinsame Meditation helfen dabei, diese Zugehörigkeit wieder neu zu befestigen, und gehen damit möglicherweise an die Wurzel jeder Erkrankung: an die Entfremdung von uns und von anderen.

Wenn es so ist, dass die Entfremdung von uns selbst und von der Gemeinschaft ursächlich für die Entstehung von Krankheiten ist, dann ist die Maly-Meditation ein probates Mittel, um dem entgegenzusteuern und wieder Gemeinschaft herzustellen. In der Maly-Meditation erfahren viele Menschen etwas, was sie schon lange nicht mehr erfahren haben: Berührung. Und was ist

Berührung anderes als das Gefühl der Zugehörigkeit, des Ver-
bunden- und Einsseins mit anderen Menschen. Warum die
Rückkehr zum sozialen Leben in der Gemeinschaft und die Ab-
kehr vom egozentrischen Single-Dasein wichtig für den Heilungsprozess jedes Einzelnen und auch der Gesellschaft sein
können, werde ich im Kapitel »Liebe und Zuwendung« noch
einmal ausführlicher beschreiben.

Jetzt möchte ich gern Frau Dr. Meißner noch einmal zu Wort
kommen lassen, die ihre Sicht auf die Bedeutung der Selbstheilungskräfte und auf die Möglichkeiten, diese zu aktivieren,
schildert:

Aus der Placeboforschung wissen wir, dass wir eine Art körpereigene Apotheke im Kopf haben, die durch soziale Zuwendung und Heilungsrituale aktiviert werden kann. So
werden beispielsweise bei Schmerzen körpereigene Schmerzhemmstoffe im Gehirn ausgeschüttet, und die Beweglichkeit
von Parkinson-Patienten wird durch die Ausschüttung des
Botenstoffs Dopamin verbessert. Diese innere Apotheke hat
sich im Laufe der Evolution entwickelt, weil sie mit einem
deutlichen Überlebensvorteil verbunden war. Sie veran-
schaulicht die Selbstheilungskräfte des Körpers.

Wir können die Selbstheilungskräfte tagtäglich beobachten,
z. B. wenn Wunden heilen oder grippale Infekt auch von allein wieder abklingen. Selbstheilung bezieht sich aber nicht
nur auf die körperliche Ebene, sondern umfasst alle Bereiche, in denen sich subjektives Leiden vermindern kann. So
kann Selbstheilung auch auf Gefühlsebene stattfinden, z. B.
wenn emotionale Wunden heilen, auf geistiger Ebene, wenn
destruktive Gedanken durch positive ersetzt werden, und
auf spiritueller Ebene, wenn in der Krankheit eine spirituelle

Herausforderung gesehen wird, also eine Chance zur Veränderung.

Die Kunst von Ärzten und Therapeuten besteht darin, diese
Selbstheilungsprozesse in all ihren Facetten und abge-
stimmt auf die individuellen Bedürfnisse jedes einzelnen
Patienten zu unterstützen.

Woher rührt das Wärmeempfinden beim Auflegen der Hände?

Ich habe bereits mehrfach erwähnt, dass viele Menschen eine
angenehme Wärme empfinden, wenn ich ihnen die Hände auflege, obgleich ich ihren Körper nicht direkt berühre, sondern
die Hände in einem gewissen Abstand halte. Mitunter erzählen
mir Patienten nach der Meditation auch, dass sie die Wärme
beispielsweise am rechten Bein empfunden hätten, obwohl meine Hand nicht über besagtem Bein, sondern über ihrem Bauch
lag. Es gibt auch Menschen, die die Wärme zum Teil als unerträglich empfinden, weil ihnen nicht nur warm, sondern heiß
wird. Ich selbst weiß nicht, woher diese Wärmeempfindungen
rühren, zumal ich oft eiskalte Hände habe, was dem eigentlich
widersprechen sollte. Daher habe ich Frau Dr. Meißner gefragt,
ob sie eine Erklärung dafür hat. Sie sagt:

Das Handauflegen durch eine andere Person ruft immer ein
gewisses Wärmegefühl hervor, selbst wenn die Hand den
Körper gar nicht berührt. Das hängt mit der Wärmeabstrah-
lung der Haut zusammen. Dass sich das Wärmegefühl zur
Hitze steigern kann, ist ein interessantes Phänomen. Es
könnte das »innere Ansprechen« des Patienten auf das Hei-

lungsritual signalisieren, das in eine bessere Durchblutung der entsprechenden Hautpartien umgesetzt wird. Es gibt aber auch ernst zu nehmende Laborexperimente, die darauf hinweisen, dass begabte Heiler mit ihren Händen den Gehalt von Calcium und Adenosintriphosphat (ATP) in menschlichen Zellkulturen steigern. ATP ist ein Energieträger in lebenden Organismen und ist an der Wahrnehmung von Wärmegefühlen beteiligt. Ob solche Prozesse zum Wärmegefühl während eines Heilungsrituals beitragen, sollte in weiteren Untersuchungen überprüft werden.

Die gleiche Frage habe ich auch an Prof. Walach gerichtet. Allerdings habe ich sie um einen Aspekt erweitert. Ich fragte ihn, ob er erklären könne, was sich zwischen dem Handauflegenden, der für die Heilung des Meditierenden betet, und dem Patienten, der auf Heilung hofft oder ganz in die Meditation vertieft ist, abspielt. Prof. Walach meinte Folgendes dazu:

Ich bin mir nicht sicher, ob all diese Phänomene für uns zufriedenstellend erklärbar sind. Sie werden häufig und in allen möglichen Kontexten berichtet. Wenn wir uns auf Körperstellen konzentrieren, erhöht dies die Blutzufuhr. Das vermittelt Wärmegefühle, und Wärme bedeutet auch: veränderte Stoffwechsellage, vermutlich eine Ausschüttung von Stickoxid und damit von Substanzen, die gefäßerweiternd sind und immunologisch wirksam. Was zwischen zwei Menschen geschieht, die füreinander beten bzw. bei denen einer betet, der andere gute Wünsche empfängt, wissen wir in einem wissenschaftlichen Sinne nicht. Wir können annehmen, dass wohlwollende Intentionen entweder über subtile Signale oder über andere Kanäle von uns Menschen aufgenommen werden. Denn wir sind soziale Wesen und alle unsere Sinnes- und Informationsverarbeitungskapazitäten sind darauf angelegt, soziale Signale zu analysieren. Wohlwollen, tiefempfunden und vermittelt, ist mit Sicherheit wohltuend. Vielleicht gibt es darüber hinaus auch noch Wirkungen, die noch nicht bekannt sind. Mich würde das nicht wundern, aber wir wissen darüber nichts.

Die Erforschung der Maly-Meditation

Einer der ersten Wissenschaftler, die sich mit der Wirkungsweise der Maly-Meditation auseinandersetzt, ist die Placeboforscherin Dr. Karin Meißner. Hier erläutert sie, warum sie dies für sinnvoll erachtet:

Berichte über deutliche Besserungen im Krankheitsverlauf von Patienten mit Bauchspeicheldrüsenkrebs, wie sie im Zusammenhang mit der Maly-Meditation mehrfach beobachtet wurden, haben mich als Forscherin aufhorchen lassen. Als Medizinstudenten lernen wir, dass ein Mensch, der an einem Bauchspeicheldrüsenkrebs erkrankt ist, sehr schlechte Überlebenschancen hat – fünf Jahre nach Diagnosestellung lebt kaum einer mehr. Wenn solche Patienten die Maly-Meditation praktizieren und dann mehrere Jahre leben, ohne dass der Tumor weiter fortschreitet, oder sich dieser sogar teilweise oder ganz zurückbildet, dann ist das aus medizinischer Sicht äußerst bemerkenswert.
Offenkundig passiert während dieser Meditationen etwas, was wir uns im medizinisch-wissenschaftlichen Sinne noch nicht erklären können. Um herauszufinden, was da passiert,

habe ich vor, entsprechende Untersuchungen zu machen und die Ergebnisse in einer Studie zusammenzufassen. So interessiert mich beispielsweise, welche konkreten immunologischen Wirkungen von der Maly-Meditation ausgehen, die das Krebsgeschehen beeinflussen könnten. Wir können heute beispielsweise relevante Werte messen, um zu sehen, ob das Praktizieren dieser Meditation einen Einfluss auf das Immunsystem von Pankreas-Patienten hat. Es gibt Tests, die erkennen lassen, wie gut das Immunsystem in der Lage ist, Krebszellen zu eliminieren. Hierfür wird im Labor gemessen, inwieweit spezifische Immun-Abwehrzellen – die sogenannten »natürlichen Killerzellen« – in der Lage sind, Krebszellen zu erkennen und zu zerstören.

Denkbar wäre, dass bei Praktizierenden der Maly-Meditation diese Aktivität gesteigert und in der Folge das Krebswachstum gehemmt wird. Weitere Parameter, die wir im Rahmen einer Studie erheben wollen, sind beispielsweise Stressindikatoren. Wenn wir etwa den Cortisolspiegel im Blut erheben, gibt uns das Aufschluss darüber, ob durch die Meditation Stress abgebaut wird. Ein erhöhter Cortisolspiegel ist ein Indiz für Stress. Im Umkehrschluss deutet ein gesunkener Cortisolspiegel auf Entspannung und Stressabbau hin. Da ein erhöhter Cortisolspiegel das Immunsystem unterdrückt, wirkt sich Stress negativ auf die Immunabwehr und damit auf die Krebsbekämpfung aus. Dies sind nur beispielhafte Werte, die wir im Rahmen einer Studie erheben wollen, um Aufschluss darüber zu erhalten, welche Körperfunktionen durch die Maly-Meditation beeinflusst werden und welche dieser Änderungen im Zusammenhang mit dem weiteren Krankheitsverlauf stehen.

10
Einflüsse auf die Wirkung
der Maly-Meditation

Was kann man bei einer Meditation schon falsch machen, bei der man doch nur sitzt, schweigt und in sich geht, werden Sie sich möglicherweise fragen. Ihr Einwand ist absolut berechtigt; und doch vernachlässigt er einen wichtigen Aspekt. Bei der Maly-Meditation handelt es sich ja nicht ausschließlich um eine Meditationsmethode, sondern auch um eine innere Haltung. Ein wesentliches Ziel dieser Meditation ist es, die Selbstheilungskräfte, die in jedem von uns stecken, zu aktivieren und zu stärken, unabhängig davon, wofür der Einzelne sie braucht. Doch die Selbstheilungskräfte können nicht einfach mal eben so eingeschaltet und auf das notwendige Maß reguliert werden. So, wie sich die Krankheit über einen längeren Zeitraum entwickelt hat, ist auch die Heilung ein Prozess, der seine Zeit braucht. Jeder Mensch, der von einer schweren Krankheit betroffen ist, wird möglicherweise darüber nachdenken, wie es dazu gekommen ist. Es ist sicherlich richtig und wichtig, bestimmte Lebensgewohnheiten zu ändern, Zustände oder Beziehungen, die man als belastend empfindet, aus seinem Leben zu verbannen oder möglicherweise ein ganz neues Leben zu beginnen. All das mag förderlich für die individuelle Heilung sein und hervorragend als Prävention dienen, um beispielsweise einer Rezidivierung, also einem erneuten Ausbrechen der Krankheit vorzubeugen. Aber noch sind wir nicht so weit, noch sind wir nicht gesund, sondern wollen es werden.

Aus den vielen Gesprächen, die ich im Laufe der Jahre führen konnte – und nicht zuletzt aus meiner eigenen Krankengeschichte –, weiß ich, dass eine schwere Krankheit das Leben der Betroffenen in einem Maße dominiert, dass alles andere verdrängt wird. Es dreht sich alles nur um das Leiden und die damit verbundenen Einschränkungen, Schmerzen und Gefühle – Angst, Wut oder Selbstzweifel. Wie gesagt, die Auseinandersetzung mit den Ursachen eines Leidens kann für den Einzelnen hilfreich sein. Doch auch wenn man Erklärungen für die Entstehung der eigenen Erkrankung sieht – und die findet man, wenn man zu suchen beginnt: Rauchen schädigt die Gefäße, Übergewicht auch, Bewegungsmuffel tragen ein erhöhtes Risiko an einer der Zivilisationsseuchen zu erkranken, eine unglückliche Beziehung oder Dauerstress im Job machen unglücklich und auf Dauer krank. Ja, all das mag zutreffen. Und trotzdem gilt es in der Stunde der Krankheit nicht nach Schuld und Ursachen zu fragen, sondern nach einer Lösung, einem Weg aus der Krankheit. Auch wenn wir in einer Zeit des Fitness- und Jugendwahns leben und das Menschenbild, das allenthalben propagiert wird, in erster Linie durch Schönheit, Gesundheit und Leistungsfähigkeit besticht, sollten wir uns von dieser Propaganda nicht beeindrucken lassen.

Es ist kein Makel, krank zu sein, und kein Mensch, der – wodurch auch immer – krank geworden ist, trägt irgendeine Schuld. Die Krankheit ist Teil unseres Lebens. Sie ist, wenn man so will, die andere Seite der Medaille, auf der Gesundheit steht. Doch was aus dem Lot geraten ist, kann man auch wieder geraderücken. Genau darauf versuche ich in den Gesprächen mit

Patienten hinzuwirken. Ein Kerngedanke der Maly-Meditation ist, den Fokus von der Krankheit auf die Gesundheit zu verschieben, die Krankheit loszulassen und sich ganz auf die Heilung zu konzentrieren. Heilen bedeutet ja im übertragenen Sinne, wieder ganz zu werden und das, was verloren gegangen ist oder zerstört wurde, wiederherzustellen und ganz zu machen; mit einem Wort: zu heilen.

Unsere geistige Vorstellungskraft kann einen erheblichen Beitrag dazu leisten, die Selbstheilungskräfte – über die jeder von uns verfügt – in Gang zu setzen und so den Heilungsprozess zu unterstützen. Aus diesem Grund bitte ich die Patienten beispielsweise, sich während der Meditation vorzustellen, dass ihre Zellen im Schein des heilenden Lichts gesund sind und nicht erst gesund werden. Auf diese Weise vergegenwärtigen sie den Zustand der Gesundheit und lassen die Krankheit los. Sie drehen den Spieß gewissermaßen um. Warum die bildliche Vorstellung vom bereits existenten Zustand der Gesundheit vorteilhaft für den Heilungsprozess sein kann, erklärt die bereits zitierte Frau Dr. Meißner so:

Bilder haben eine deutlich suggestive Komponente, das heißt, ein positives Bild kann ebenso wie positive Worte Ängste nehmen und Zuversicht wecken. Die heilende Wirkung solcher suggestiver Bilder ist möglicherweise noch stärker als die von Worten, da Bilder ältere Schichten des Gehirns ansprechen. Wenn die Imagination zudem in einem Zustand der tiefen Entspannung erfolgt, wird die positive Wirkung weiter verstärkt: Der kritische Verstand ist weniger aktiv, und die Suggestionen können direkt das Unterbewusstsein erreichen.

Aus der Hypnoseforschung weiß man auch, dass Suggestionen am besten positiv, das heißt ohne Verneinungen und in der Gegenwartsform formuliert werden sollten. Damit wird vermieden, die Aufmerksamkeit auf den unerwünschten Zustand der Krankheit zu lenken. So können die Heilsuggestionen ihre Wirkung optimal entfalten. Die Vorstellung eines Zustandes, in dem man gesund ist, kann auch Erinnerungen an eine Zeit vor der Erkrankung wecken, die wir alle als »Blaupause der Gesundheit« in uns tragen. Das damit verbundene, positive Körpergefühl spendet Kraft und Hoffnung und könnte somit ein wichtiger Impuls zum Gesundwerden sein.

Warum verlieren Menschen ihre Angst und gewinnen wieder Zuversicht, wenn sie mich aufsuchen? Weil ich ihnen die Angst nehme. Vor allem Krebspatienten suchen meine Hilfe oft dann, wenn sie aus schulmedizinischer Sicht nicht mehr zu heilen sind. Häufig kommen sie verzweifelt und niedergeschlagen zu mir, weil ihr Arzt ihnen geraten hat, sich in ein Hospiz zu begeben oder ihr Testament zu verfassen. Nicht selten wird ihnen konkret mitgeteilt, wie lange sie noch zu leben hätten. Kein Arzt will seinen Patienten mit solchen Aussagen schaden. Ärzte betrachten es als ihre Pflicht, den Patienten die Wahrheit zu sagen, damit sie sich auf das, was kommt, einstellen können.
Doch was ist die Wahrheit? Die Annahmen und die damit verbundenen Auskünfte von Onkologen basieren unter anderem auf Erfahrungen, die sie im Laufe ihres Berufslebens gemacht haben und die vermutlich immer wieder bestätigt wurden. Und doch gibt es genügend Beispiele dafür, dass Menschen wider jede Statistik gesund geworden sind, selbst wenn das niemand für möglich gehalten hätte. Auch das ist eine Wahrheit.
Ich für meinen Teil betrachte es als meine Aufgabe, den Menschen, die zu mir kommen, diese andere Möglichkeit aufzuzei-

gen. Wer davon ausgeht, eine verbleibende Restlebenszeit von nicht mehr als drei Monaten zu haben, lebt in der Gewissheit, sterben zu müssen. Doch solange ein Mensch lebt, besteht die Chance, dass er die Krankheit überwindet und wieder heil wird. Ich weiß aus eigener Erfahrung und habe es nun schon oft erleben dürfen, dass der feste Glaube an eine Heilung genau diese bewirken kann. Sie wollen wissen, was das alles mit der Maly-Meditation zu tun hat? Ich sage es Ihnen: Der feste Glaube an eine Heilung ist mindestens so wichtig wie das Handauflegen oder die Visualisierung des Lichts. Erst im Zusammenspiel können diese Komponenten ihr heilmachendes Potenzial entfalten und Ihnen dabei helfen, wieder gesund zu werden.

Was den Heilungsprozess unterstützen kann

Oft erzählen mir Patienten von ihrem Leben, so wie sie es vor Ausbruch der Krankheit geführt haben; von Wandertouren, Opernbesuchen, ihrer Liebe zur Fotografie oder wie gern sie in ihrem Garten gearbeitet hätten. Ich erinnere mich an einen Mann, dessen sehnlichster Wunsch es war, das Klavierspielen zu erlernen. Als Kind war ihm dieser Wunsch verwehrt geblieben. Als er endlich die Zeit und die finanziellen Mittel hatte, um Klavierstunden nehmen zu können, wurde er krank. Es war nicht nur die fehlende Zeit, die er seit Ausbruch der Krankheit im Krankenhaus und bei seinen Ärzten verbrachte, die ihn davon abhielt, seine Klavierlehrerin aufzusuchen. Er hatte einfach keine Lust mehr, seiner Passion nachzugehen, so, wie er überhaupt zu nichts mehr Lust hatte. Er war der Meinung, dass es keinen Sinn hätte, etwas zu erlernen, wenn er doch nicht mehr dazu käme, es anzuwenden.

Ich fragte ihn seinerzeit, ob er es nicht wenigstens versuchen wolle, wenn es ihm doch früher so viel Spaß und Zufriedenheit bereitet hat, und versuchte ihn davon zu überzeugen, dass ihm das Klavierspiel guttun und ihn zudem von der Krankheit ablenken würde. Bei einem seiner nächsten Besuche erzählte er mir, dass er seine Lehrerin angerufen und die ihn sofort eingeladen habe, zu ihm zu kommen, und dass er angefangen habe, wieder regelmäßig Klavier zu üben. Er konnte es selbst kaum fassen, aber seine Freude über die kleinen Fortschritte, die er fast täglich machte, statteten ihn mit einer solchen Lebenslust aus, dass die Krankheit zumindest für die Zeit des Klavierspiels in den Hintergrund treten und Platz für sein Leben machen konnte. Er hatte für sich etwas zurückgewonnen, was ihm durch die Krankheit geraubt wurde: die Freude am Dasein; das Gefühl, erfüllt zu sein.

Ich versuche den Patienten, die zu mir kommen, einen Weg zurück in ihr Leben zu weisen und sie mit der Nase auf das zu stoßen, was ihrem Leben Freude und Sinn verleiht. Dazu gehören selbstverständlich auch Zukunftspläne, etwas, worauf sie hinarbeiten und hinleben können. Das kann ein runder Geburtstag sein, die Taufe des Enkelkindes oder eine Reise, die man schon immer unternehmen wollte. Je mehr man sich dem Leben zuwendet, desto weniger Zeit und Energie bleiben für die Krankheit und folglich für das Kranksein übrig. Doch leider ziehen sich viele Menschen zurück, wenn sie in eine schwierige Situation geraten. Sie treffen sich nicht mehr mit Freunden, laden niemanden mehr zu sich ein und nehmen auch keine Einladungen mehr an.

Wenn das Bedürfnis, ganz bei sich zu sein und Zeit mit den engsten Vertrauten zu verbringen, der Grund dafür ist, ist es sicher stimmig und heilsam. Aber der Rückzug aus dem gesellschaftlichen Leben aus reiner Scham oder gar im Sinne eines Abschiednehmens besiegelt das Ende. Ich weiß, dass viele Menschen ein Problem im Umgang mit Schwerkranken haben. Obgleich sie wissen, dass Krebs oder Multiple Sklerose nicht ansteckend sind, ertragen sie den Anblick eines Gezeichneten nicht. Möglicherweise hinkt der Vergleich, aber die meisten von uns pflegen auch nicht gern Umgang mit einem Bankrotteur, der gerade einen Offenbarungseid geleistet hat, auch wenn die gleiche Person gestern noch ein erfolgreicher und gemachter Mann war, mit dem man sich gern in der Öffentlichkeit gezeigt hat. Wir Menschen tendieren nun einmal dazu, die Nähe des Erfolgs, des Glücks und der Gesundheit zu suchen. Dass dies ein zutiefst menschlicher Zug ist, kann man als gegeben hinnehmen, ohne es zu bewerten.

Doch weil jeder um diese Haltung weiß – möglicherweise entspricht sie ja der eigenen –, neigen schwerkranke Menschen dazu, eine Ablehnung durch andere vorwegzunehmen, auch wenn das überhaupt nicht zutreffen mag. Sie fühlen sich mitunter wie aussätzig und begeben sich freiwillig in die Isolation. Und das ist – so verständlich und nachvollziehbar es auch sein mag – grundfalsch!

Erstens kann es kranken Menschen schnuppe sein, was andere über sie denken. Schließlich ist es ihre Krankheit, mit der zunächst einmal sie umgehen und leben müssen. Zweitens gibt es keinen Grund, sich für eine Krankheit zu schämen oder gar aussätzig zu fühlen. Ich wiederhole es bewusst noch einmal und kann es gar nicht oft genug sagen: Krankheit ist kein Makel! Sie ist Teil unseres Lebens, und sie kann jeden ereilen.

Ein Mensch, der sich aus dem gesellschaftlichen Leben zurückzieht, der sich vor anderen versteckt, untergräbt die eigene Existenzberechtigung. Doch wie soll man gesund werden, wenn man sich selbst als minderwertig betrachtet oder betrachten lässt? Das wird schwierig. Deshalb rate ich jedem, sich offen dem Leben und den Menschen zuzuwenden. Ich weiß, dass das nicht immer ganz einfach ist, vor allem, wenn man starke Schmerzen hat oder beispielsweise durch eine Chemotherapie geschwächt ist. Aber man kann Freunde auch zu sich nach Hause bitten, ans Krankenbett. Je offener Betroffene mit ihrer Krankheit umgehen, desto leichter machen sie es ihrem Umfeld, sie anzunehmen und zu unterstützen.

Das gilt auch für die Entscheidungen, die der Einzelne im Sinne seines Heilungsprozesses trifft. Häufig scheuen sich Patienten, ihren Freunden oder den betreuenden Ärzten davon zu erzählen, dass sie zu mir kommen, dass sie Gott um Hilfe ersuchen und sich die Hand auflegen lassen. Die Gründe dafür sind fast immer die gleichen. Viele haben Angst, dass man sie belächelt. Andere haben nicht die Kraft, ihre eigene Überzeugung gegenüber der vermeintlich überlegenen Sicht der anderen darzulegen. Solange sie sich dafür schämen, dass sie für ihre Heilung meditieren und beten, werden sie nicht davon profitieren.

Überspitzt formuliert hat es den Anschein, als wären sie selbst nicht so recht davon überzeugt, dass sie das Richtige tun. Dann gibt es nur zwei Möglichkeiten: Entweder sie stehen zu ihrer Entscheidung und vertreten sie auch nach außen, oder sie wenden sich einer anderen Behandlungsform zu, von der sie wirklich überzeugt sind und die ihnen dann möglicherweise besser helfen wird als die Maly-Meditation. Zwar überlasse ich es jedem Einzelnen, die Meditation so zu betreiben, wie er es für richtig hält. Aber ich weise die Menschen auch darauf hin, dass sie nur dann davon profitieren, wenn sie sich voll und ganz darauf einlassen und daran glauben.

Ich habe Prof. Walach gefragt, warum es für kranke Menschen

wichtig ist, an die Behandlung oder an die Therapie, zu der sie sich entschieden haben, zu glauben und dahinterzustehen. Seine Antwort:

> Wer nicht an die Therapie glaubt, die er bei sich durchführt, nimmt sich selbst diejenigen Effekte weg, die durch positive Haltungen erzielt werden können.

Übrigens gilt das aus meiner Sicht nicht nur für die Maly-Meditation, sondern für jede Heilanwendung. Viele Krebspatienten unterziehen sich einer Chemotherapie, und viele treiben dabei Ängste und Zweifel um. Auch im Hinblick auf die Chemotherapie empfehle ich den Patienten, die Infusion als etwas Heilendes zu betrachten. Ich rate ihnen, während der Chemotherapie zu meditieren, sich vorzustellen, dass ein heilendes Licht durch die Kanüle in ihren Körper strömt und sich dort liebevoll ausbreitet. Immer wieder berichten Patienten davon, dass die Nebenwirkungen einer Chemotherapie dadurch ganz oder auf ein erträgliches Maß reduziert werden konnten.

Im Grunde genommen kann man das Prinzip der Maly-Meditation auf alle Behandlungen und Therapien anwenden. Eine Operation ist immer mit einem gewissen Risiko behaftet. Aus Erfahrung weiß ich, dass Patienten, die vor einem chirurgischen Eingriff meditiert haben und fest daran geglaubt haben, dass der Eingriff gut verläuft, einen außergewöhnlich guten und vor allem komplikationsfreien Verlauf hatten. Manchmal bitten mich Patienten darum, vor einer anstehenden Operation mit ihnen zu meditieren, was ich dann über das Telefon tue. In anderen Fällen denke ich während des Eingriffs an sie und bete für einen guten Ausgang.

Anästhesisten berichteten schon mehrfach darüber, dass sie

Patienten, für die ich während der Operation gebetet habe, deutlich weniger Beruhigungsmittel hätten geben müssen, als dies bei den entsprechenden Eingriffen üblich ist, weil die Patienten so ruhig gewesen seien.

Was den Heilungsprozess behindern kann

Wir leben im Zeitalter des Internets. Es gibt mittlerweile für so ziemlich jede Krankheit ein oder gleich mehrere Foren, in denen Betroffene ihre Erkrankungen schildern und Tipps geben oder sich solche von anderen Betroffenen erhoffen. Allerdings dienen solche Foren nicht nur dem Erfahrungsaustausch, sondern sie werden auch als Kummerkasten genutzt.

Es ist verständlich, wenn Menschen, die möglicherweise keinen Ansprechpartner haben, dem sie sich mitteilen können, ihr Leid der Internetgemeinde anvertrauen. Selbst für ein so anonymes Medium wie das Internet gilt die alte Weisheit: Geteiltes Leid ist halbes Leid. Die meisten Menschen haben das Bedürfnis, sich ihre Probleme und Ängste von der Seele zu reden. Doch so sinnvoll und erleichternd dies für denjenigen sein kann, der seine Leidensgeschichte loswerden konnte, so kontraproduktiv kann es sich für einen anderen Menschen auswirken, der sich sinnstiftende Informationen und Hilfestellungen erhofft.

Ich rate eher davon ab, sich allzu intensiv mit den Krankengeschichten anderer Menschen zu beschäftigen, solange man selbst krank ist. Damit will ich nicht sagen, dass einem das Los anderer egal sein sollte. Nein, aber Heilung beginnt im Kopf, gewissermaßen im Geiste. Wer seine Gedanken ständig um die Krankheit kreisen lässt, und sei es auch nur die Krankheit eines anderen Menschen, wird es schwer haben, dieses zerstörerische

Gedankenkarussell zu verlassen. Ein weiterer Aspekt, der sich ungünstig auswirken kann, ist die Tatsache, dass ein Mensch, der an Lungenkrebs erkrankt ist, im Austausch mit anderen Lungenkrebspatienten möglicherweise eine negative Zukunftsvision entwickelt, weil die Berichte anderer Patienten ein bedrohliches Szenario entwerfen, das jede Hoffnung und damit den Glauben an eine Heilung zerstört.

Mir ist völlig klar, dass man sich nicht aus der Welt, in der wir leben, herausstehlen und sich unter eine Glasglocke begeben kann, unter der es keine negativen Schlagzeilen und keine Hiobsbotschaften gibt. Und doch kann man sich zumindest darum bemühen, sein Leben nicht überflüssigerweise noch mit solchen Nachrichten zu belasten. Alles, was Stress im negativen Sinn verursacht, sollte nach Möglichkeit aus dem Alltag verbannt werden. Dazu kann auch die Familie einen Beitrag leisten, der Partner oder die Arbeitskollegen. Stress unterdrückt das Immunsystem. Und ohne die Leistung des Immunsystems ist Heilung nicht möglich. Jeder wird für sich wissen, was ihn aufregt, worüber er sich ärgert oder was ihn belastet. Worum auch immer es sich dabei im Einzelnen handeln mag: es darf nicht so wichtig sein, dass es Ihre Aufmerksamkeit beansprucht und Ihren Adrenalinpegel in die Höhe treibt. Sie brauchen Ihre Kraft für den Heilungsprozess, und deshalb sollten Sie Ärgernisse – ganz gleich, welcher Herkunft – nach Möglichkeit aus Ihrem Dunstkreis verbannen oder sie schlicht ignorieren, zumindest so lange, bis Sie wieder gesund sind.

11
Zuwendung und Liebe als existenzielle Bedürfnisse

Liebe – ein Wort, das jeder Mensch mit ganz individuellen Gefühlen, Prämissen, Erfahrungen und Menschen verbindet. Es gibt so viele Formen von Liebe: die Liebe, die eine Mutter für ihr Kind empfindet, die Geschwisterliebe, die innige Liebe zweier Menschen, die sich für den Bund des Lebens das Jawort geben, die liebevolle Beziehung zu Freunden und Verwandten und selbst zu den Tieren, für die man sich verantwortlich fühlt. Gäbe es eine Hierarchie der Gefühle; es wäre mit Sicherheit die Liebe, die unser aller Hitliste anführen würde. Doch warum ist uns dieses Gefühl so wichtig, dass wir allenthalben darüber reden und den Begriff in allen möglichen Zusammenhängen verwenden – man bedenke nur, wie oft wir von »Lieblings«-Dingen sprechen, lesen und hören.

Ich glaube, dass die Liebe ein grundlegendes, wenn nicht *das* grundlegendste Bedürfnis ist, das alle Menschen haben. Es ist ein Bedürfnis, das unabhängig vom sozialen Status, von kultureller oder religiöser Zugehörigkeit besteht. Egal, ob wir allein leben oder in einer Großfamilie, ob wir viele oder gar keine Freunde haben, ob wir verheiratet sind oder ein Single-Dasein gewählt haben: wir alle wollen geliebt werden. Ohne Liebe gehen wir buchstäblich ein wie eine Primel ohne Wasser.

Die meisten Menschen kennen das Gefühl der Verliebtheit, wenn die Hormone verrücktspielen und Schmetterlinge durch den Bauch flattern, und sie wissen, wie schmerzhaft der Liebesverlust sein kann, wenn der geliebte Mensch geht und man sich mutterseelenallein und verlassen fühlt. Fast jeder kennt einen Menschen im vertrauten Umfeld, der allein ist und unglücklich, weil er sich nicht geliebt fühlt.

Doch warum ist das so? Warum wollen wir geliebt werden? Wir sind soziale Wesen, auch wenn das leicht in Vergessenheit geraten kann angesichts der Tatsache, dass immer mehr Menschen allein leben – freiwillig oder unfreiwillig. Wir brauchen das Gefühl der Zugehörigkeit. Wenn wir unser eigenes Tun kritisch begutachten, stellen wir vielleicht fest, dass wir eine Menge dafür tun, um diese Zugehörigkeit zu erlangen. Das kann man schon bei Kindern beobachten, die selbst ihr Lieblingsspielzeug hergeben, wenn sie damit ein anderes Kind für sich einnehmen und so seine Zuneigung »erlangen« können. Auch im Erwachsenenalter versuchen wir – ohne dass wir das immer absichtlich täten –, uns die Liebe und Zuneigung anderer, uns wichtig erscheinender Menschen zu erkaufen. Das ist keinesfalls verwerflich. Für Menschen, die uns wichtig sind, tun wir viel, und wenn wir ehrlich sind, müssen wir zugeben, dass wir für Menschen, die uns nichts bedeuten, auf keinen Fall den gleichen Aufwand betreiben würden.

Ich möchte an dieser Stelle unterscheiden zwischen der selbstlosen Liebe und der bewusst berechnenden Zuwendung. Aus meiner Sicht ist die bewusst berechnete Zuwendung nicht zu verurteilen. Wenn ein Mensch bewusst etwas tut, um sich die Liebe und Zuneigung des anderen zu erkaufen, dann hat er möglicherweise keine andere Wahl oder er hat noch nicht gelernt, dass Liebe weder an Zuwendungen noch an Geständnisse oder Verpflichtungen gebunden sein muss, sondern dass Liebe eine freiwillige Zuwendung einzig um der Person willen ist. Wer sich die Liebe anderer erkaufen will, hat möglicherweise viele Enttäuschungen erlebt oder sich schon im Kindesalter ungeliebt gefühlt. Ich glaube jedoch, dass die ewige Suche nach Anerkennung und Zugehörigkeit, vor allem, wenn sie nicht gestillt und befriedigt wird, dazu führen kann, dass wir krank werden. Ohne das Gefühl, angenommen und geliebt zu werden, sind wir als Menschen nicht ganz.

Vom Geben und Nehmen

Zuwendung heißt, sich dem anderen zuzuwenden, ihm seine Aufmerksamkeit zu schenken und das zu geben, was man geben kann. Zuwendung sollte aus meiner Sicht bedingungslos erfolgen. Ich helfe dem anderen, weil er meine Hilfe braucht und nicht weil ich scharf kalkuliere, dass ich ja eines schönen Tages seiner Hilfe bedürfen könnte und er mir meinen Hilfsdienst – meine Zuwendung – dann zurückzahlen wird. Das Leben in der Gemeinschaft kann auf Dauer nur funktionieren, wenn wir geben und nehmen. Ohne einen gewissen Ausgleich kommt es irgendwann zur Schieflage und zu daraus resultierenden unkalkulierbaren Konsequenzen.

In der Biologie spricht man beispielsweise von der Homöostase, der Aufrechterhaltung eines Gleichgewichtszustandes innerhalb eines dynamischen Systems. Auf unseren Körper bezogen heißt das beispielsweise, dass sich unsere Körpertemperatur innerhalb einer gewissen Schwankungsbreite bewegen muss, damit wir gesund und lebensfähig sind. Wird es zu kalt, erfrieren wir, wird es zu heiß, können sich Proteine und Enzyme dergestalt verändern, dass es zum Ausfall lebensnotwendiger Funktionen kommt. Bezogen auf die Gewebestrukturen hieße das beispielsweise, dass abgestorbene bzw. defekte Zellen durch neue und gesunde Zellen ersetzt werden, damit der Organismus funktionsfähig bleibt. Wenn der Zellbestand irgendwann aufgebraucht und unser Körper nicht mehr in der Lage ist, neue Zellen zur Verfügung zu stellen, stirbt der Organismus – vereinfacht ausgedrückt – über kurz oder lang und damit der Mensch.

Ein anderes Beispiel dafür, dass das Gleichgewicht etwa im Zellverband gestört wird, ist das unkontrollierte Ausbreiten von Tumorzellen. Das kann dazu führen, dass Tumorzellen andere lebensnotwendige Gewebestrukturen verdrängen oder in ihrer Funktion stören. Kann das Gleichgewicht nicht wiederhergestellt werden, indem der Tumor zurückgeht und die Zellstrukturen sich wieder normalisieren, kann es passieren, dass der Organismus unter der Überzahl der Tumorzellen zusammenbricht.

Vereinfacht ausgedrückt kann man sagen, dass eine dauerhafte Störung im Gleichgewicht des Organismus zur Krankheit und zum Tod führen kann. Worauf will ich hinaus? Das menschliche Miteinander, ganz gleich in welcher Form und Größenordnung, kann auf Dauer auch nur funktionieren, wenn ein Ausgleich stattfindet, wenn wir geben und nehmen. Würden wir uns alle daran halten, hätten wir schon jetzt das Paradies auf Erden. Ich bin kein Phantast und mache mir keine Illusionen über das Naturell des Menschen, das eben auch Habgier und Egoismus einschließt. Und auch mir ist klar, dass die Welt, in der wir leben, schon ziemlich lange existiert, obwohl viele Menschen fast nur geben, während einige wenige fast nur nehmen. Im Geben und Nehmen liegt dann ein Ausgleich, wenn entsprechend den Bedürfnissen und Möglichkeiten der Individuen genommen und gegeben wird. Wer leistungsstark ist, gibt mehr als Menschen, die dazu nicht in der Lage sind. Wer schwach ist, nimmt mehr als Menschen, die keiner Hilfe bedürfen. Ich glaube, dass wir als Menschen und die Gesellschaft als Ganzes gesünder und vollkommener wären, wenn wir bedingungslos geben und nur dann nehmen würden, wenn wir dies benötigen.

Wenn ein Mensch krank ist, dann bedarf er häufig der Hilfe anderer: der Ärzte, des Pflegepersonals, seiner Familie und seiner Freunde. In medizinischen oder sozialen Berufen tätige Menschen ergreifen den Beruf, den sie ausüben, in der Regel in dem Bestreben, anderen Menschen helfen zu wollen. Viele von ihnen üben ihren Beruf mit einer liebevollen Hingabe aus, auch wenn das im Alltag, der mitunter von Zeitmangel und Überlastung gekennzeichnet ist, nicht immer einfach ist. Zwar arbeiten diese Menschen auch, um leben zu können, und sie erhalten ein Salär für ihre Arbeit. Doch mitunter passiert es, dass sie auf eine Weise entlohnt werden, die »wertiger« ist als die Summe, die am Monatsende auf ihrem Konto verbucht wird, nämlich dann, wenn ihnen das Glück und die Dankbarkeit von Pflegebedürftigen, Patienten und ihren Angehörigen zuteilwird.

In gewisser Weise tun sie das, was sie tun, auch, weil sie in ihrem Herzen wissen, dass es etwas Höheres gibt als sozialen Status und Luxus – wenngleich jede Leistung mit einer adäquaten Bezahlung entlohnt werden sollte. Diese Form der Selbstlosigkeit trifft erst recht auf diejenigen zu, die ehrenamtlich in Hospizen arbeiten, sich in der Altenpflege engagieren, bei der freiwilligen Feuerwehr zupacken, wenn es brennt, oder Kindern Nachhilfe geben, deren Eltern das nicht leisten können.

Bedingungsloses Geben mit
der Maly-Meditation

Ich habe bereits mehrfach darüber gesprochen, dass Angehörige schwerkranker Menschen oft darunter leiden, dass sie nichts für den Kranken tun können, was seine Heilung konkret unterstützen könnte. Das Schöne und gleichsam Einfache an der Maly-Meditation ist, dass sie nur – und wirklich nur – selbstlos erfolgen kann. Ein Mann, der mit seiner Frau meditiert, weil sie schwer krank ist oder sich nicht wohl fühlt, tut dies, weil er ihr helfen möchte. Er erträgt es nicht, sie leiden zu sehen, und tut alles, um ihr Leid zu lindern. Sie ist hilflos in ihrer Situation, und er kann ihr helfen, indem er für sie betet, ihr die Hände auflegt und sich vorstellt, wie das Licht durch ihren Körper fließt und sie heil macht. Es ist die bedingungslose Liebe, die dieser Mann für seine Frau empfindet, die ihn dazu befähigt, eine so enge Beziehung einzugehen, die zwangsläufig durch die gemeinsame Meditation entsteht.

Angehörige, die mich besucht oder mich angerufen haben, nachdem sie mit ihren Liebsten meditiert haben, erzählten immer wieder von dem Glück, das sie dabei empfunden hätten, helfen zu können. Sie erzählten mir auch, dass die gemeinsame Meditation sie verändert hätte, weil sie nach langer Zeit oder manche sogar zum ersten Mal überhaupt in ihrem Leben erfahren hätten, was für ein erhebendes Gefühl es ist, selbstlose Liebe zu schenken.

Wer bedingungslos Liebe schenkt und dem anderen hilft zu heilen, der erfährt etwas, das kaum in Worte zu fassen ist. Es ist das Gefühl, selbst ganz und vollkommen zu werden. Auch das heißt nichts weniger als heil zu werden. Denn so sehr wir das Bedürfnis haben, geliebt zu werden, so sehr wollen wir die Liebe, die in uns ist, an andere weitergeben. Es ist, als schließe sich der Kreis, indem wir einander heilen können.

Wie Liebe heilen kann

Dass Menschen, die geliebt werden und die bereits in ihrer Kindheit das Gefühl von Geborgenheit vermittelt bekamen, deutlich bessere Prognosen haben, gesund zu bleiben, als Menschen, die sich abgelehnt und ausgegrenzt fühlen, konnte in zahlreichen Studien gezeigt werden. Es scheint also einen Konsens dahin gehend zu geben, dass Liebe und alles, was wir damit assoziieren – Geborgenheit, Vertrauen, Anerkennung, Unterstützung und Förderung –, unseren Gesundheitszustand positiv beeinflussen.

Trotzdem verzeichnen wir eine deutliche Zunahme beispielsweise an Krebserkrankungen, vor allem in den westlichen Industrienationen. Vermutlich ist diese Entwicklung zum Teil auf unsere Lebensführung zurückzuführen, auf die Art und Weise, wie und was wir essen, auf den Stress, dem sich viele Menschen in immer drastischerer Weise ausgesetzt sehen, auf Giftstoffe in unserer Kleidung und im Kinderspielzeug. Dies mögen einige Ursachen sein. Die Wissenschaft findet immer wieder neue potenzielle Erklärungen für das Entstehen von Krebs und anderen schweren Krankheiten. Wir wissen, dass beispielsweise Kettenraucher nicht zwangsläufig an Lungenkrebs erkranken müssen, und Menschen, die ihr Lebtag keine Zigarette angerührt haben, an genau dieser Krankheit gestorben sind – auch wenn Rauchen natürlich ein deutlich erhöhtes Risiko für die Entstehung von Bronchialkarzinomen darstellt und eindeutig mit dieser Erkrankung assoziiert werden kann.

Ich kenne einige Menschen, deren Lebensweise ich nicht gerade als gesund bezeichnen würde, die rauchen, weitaus mehr als das Gläschen in Ehren trinken, essen, was ihnen schmeckt, nicht viel auf Sport geben und die trotzdem erstaunlich gute Gesundheitswerte haben und sich – und das halte ich für das Wichtigste – auch gesund fühlen. Wie kann das sein?

All diese Leute haben eines gemeinsam: sie sind glücklich, leben genau das Leben, das sie – mit kleinen Abstrichen – immer leben wollten, und sind sich weitestgehend treu geblieben; mit anderen Worten: sie sind bei sich geblieben und haben sich nicht krummgemacht für etwas, das ihnen vielleicht mehr Geld und sozialen Status versprochen hätte, sie aber nicht glücklicher gemacht hätte. Damit will ich keinesfalls sagen, dass eine gesunde Lebenshaltung unwichtig und zu vernachlässigen wäre. Natürlich leisten Ernährung, Bewegung, ausreichend Schlaf und andere Faktoren einen essenziellen Beitrag zur Gesunderhaltung. Aber auch Glück und Zufriedenheit sind Faktoren, die uns gesund erhalten.

Wer ein Leben führt, das komplett an den eigenen Neigungen, Interessen, Fähigkeiten und Möglichkeiten vorbeigeht, und stattdessen ein Leben fristet, das er am liebsten morgen schon gegen das eines anderen Menschen eintauschen würde, lebt im Grunde genommen das Leben eines anderen und nicht das eigene. Es gibt keinen Grund dafür, es anderen immer recht machen zu wollen oder entsprechend den Vorstellungen anderer zu leben. Wer am Ende seiner Tage zurückblickt und von sich sagen kann: »So würde ich es wieder machen!«, hat vermutlich alles richtig gemacht.

Das Streben nach Status und Wohlstand scheint noch immer für viele erstrebenswert zu sein. Dabei wird völlig außer Acht gelassen, welchen Preis man dafür bezahlt. Was nützen ein Firmenwagen, ein hohes Einkommen und ein schickes Haus, wenn man keine Zeit für sich noch für die Familie oder Freunde hat, wenn man sich tagtäglich mit Kollegen und Kunden herumärgern muss – Menschen, mit denen man privat nie etwas zu tun haben wollte, mit denen man jedoch berufsbedingt viel kostbare Lebenszeit verbringt.

Beruf kommt von Berufung. Dass die meisten Menschen nicht ihrer Berufung folgen, sondern andere Kriterien für wichtiger halten, ist nicht von der Hand zu weisen. Sie sehnen den Freitagnachmittag herbei, und erst dann fangen sie an zu leben. Sie sprechen davon, was sie alles unternehmen werden, wenn sie erst einmal in Rente gehen. All das zeugt davon, dass viel zu viele Menschen einer Tätigkeit nachgehen, die nichts mit ihnen zu tun hat und die sie als unangenehmes Übel empfinden. Natürlich kann man einer Tätigkeit nachgehen, die dem reinen Broterwerb dient. Viele Menschen sind sogar dazu gezwungen, zumal in Regionen, in denen Arbeit rar ist. Aber wenn man denn schon etwas macht, das einem nicht optimal zusagt, wäre es dann nicht sinnstiftender, diese Tätigkeit anzunehmen und so gut wie möglich auszuführen, anstatt sie als lästiges Übel zu betrachten? Überspitzt formuliert kommt es einem Masochismus gleich, jeden Tag etwas zu tun, was man im Grunde hasst. Stellen Sie sich einmal vor, welche Auswirkungen eine solche Haltung und die damit verbundenen Gefühle auf Dauer mit sich bringen können. *Love it or leave it* heißt ein altes Sprichwort, was so viel heißt wie »lass dich darauf ein oder lass es sein«. Das Berufsleben ist *ein* Beispiel, das zeigt, dass und wie man sich von sich selbst entfremden kann.

Ein anderes Beispiel sind die Beziehungen, die wir eingehen. Ich habe mich nun schon so viele Male in meinem Leben gefragt, wie manche Paare zueinanderfinden und dann auch noch zusammenbleiben konnten. Die Tatsachen, dass sie nicht zusammenpassen, dass sie sich nicht lieben und den anderen lieber heute als morgen verlassen würden, wenn sie nur könnten, zeigen, dass diese Menschen ihre kostbare Lebenszeit vergeuden: indem sie sich, dem anderen und im schlimmsten Fall den gemeinsamen Kindern das Leben zur Hölle machen. Ich bin fest davon überzeugt, dass Menschen, die wider ihre eigene Natur leben, auf Dauer riskieren, krank zu werden. Umgekehrt glaube ich, dass Menschen, die sich nicht an überflüssige und unnütze Konventionen halten und die es schaffen, »ihr« Leben zu führen, eine deutlich bessere Gesundheitsprognose haben.

Aber wie schafft man das, das eigene Leben zu leben? Ich habe leider auch kein Patentrezept zur Hand. Ich glaube jedoch, dass jeder Mensch im Grunde seines Herzens weiß, was für ihn gut ist, wenn er nur aufmerksam genug in sich hineinhorcht. Vielleicht gehört ein gerüttelt Maß Selbstbewusstsein dazu, die eigenen Interessen gegen den Mainstream durchzusetzen. Es gehört auch Mut dazu, Mut, um unliebsame Wahrheiten auszusprechen, auch wenn man damit auf wenig Gegenliebe stößt. Das kann auch ein kritisches Befragen des eigenen Konsumverhaltens sein: Will ich ein iPad haben, weil ich dieses Gerät genial finde, weil es mir meine Arbeit erleichtert, weil ich damit viel mehr Spaß am Erlernen einer Sprache habe oder weil ich Filme damit viel hochauflösender abspielen kann? Oder will ich es eigentlich nur deshalb haben, weil all meine Bekannten es längst haben und ich ihnen nicht nachstehen will? Mit anderen Worten: Habe ich wirklich Spaß und Freude an einer Sache, oder will ich anderen damit imponieren? Der Kauf eines iPad ist noch eine relativ harmlose Variante des Imponierkonsums. Wenn ich nämlich Geld verdienen muss, um mir all die Statussymbole zu kaufen, von denen ich hoffe, dass sie aus mir einen wertvolleren und liebenswerteren Menschen machen, begebe ich mich in eine Abhängigkeit, die mich im schlimmsten Fall krank machen kann. Wenn ich also feststelle, dass ich das iPad weder brauche noch haben will, brauche ich den nötigen Mut und das Selbstvertrauen, um das genauso vor meinen Freunden, die alle ein iPad haben, zu artikulieren. »Das iPad ist eine tolle Sache«, könnte ich sagen. »Freut mich, wenn ihr Spaß damit habt. Aber ich brauche keines, und ich bin auch nicht bereit, so viel Geld dafür auszugeben.« Damit hätte man sich ein Stück der eigenen Handlungsfreiheit zurückerobert und wäre damit auch wieder ein Stück näher bei sich selbst. Es mag ein aufwendiger und langwieriger Prozess sein, zu sich selbst (zurück) zu finden und zu entdecken, welche Lebensform wirklich zu einem passt. Aber es kann ein heilsamer Weg sein.

Vereinsamung als Krankmacher

Über die Entfremdung von sich selbst habe ich eben gesprochen. Doch was ist mit der Entfremdung von anderen? Was bedeutet es, wenn man sich als Mensch aus der Gemeinschaft zurückzieht?
Das menschliche Dasein ist an die Gruppe gebunden. Dies hat nicht nur versorgungstechnische Gründe: Die hochkomplexe Welt, in der wir leben, basiert auf Arbeitsteilung, auf dem Austausch von Produkten und Dienstleistungen. Wenn wir heute von Alleinversorgern sprechen, dann meinen wir in der Regel Haupt- oder Nebenerwerbslandwirte oder im besten Fall Menschen, die ein Stück Land oder einen großen Garten ihr Eigen nennen, wo sie Gemüse, Kartoffeln und Obst anbauen, sich vielleicht ein paar Hühner und eine Ziege halten. Echte Allein-

versorger, wie es sie zu Urzeiten gegeben hat, gibt es – zumindest in unseren Breitengraden – nicht mehr. Wir sind auf das Talent, das Wissen und die Arbeitsleistung anderer angewiesen, wenn wir in Schuhen durch eine saubere Innenstadt gehen, mit Autos über gut asphaltierte Straßen fahren oder durch akkurat geschliffene Brillengläser schauen wollen.

Ohne darüber nachzudenken, nehmen wir an dieser Tauschgemeinschaft teil. Würden wir uns dem entziehen und das Leben eines Einsiedlers führen, müssten wir zwangsläufig auf alles, womit wir heute leben, verzichten – und damit meine ich nicht nur die materielle Seite unseres Lebens. Ich sage nicht, dass dies nicht möglich ist. Es gibt ja durchaus Menschen, die freiwillig eine solche Lebensform wählen. Man denke nur an die indischen Sadhus, die Monate und mitunter Jahre allein durch die Welt streifen und in Höhlen leben. Aber bis auf diese wenigen Ausnahmen sind wir Menschen soziale Wesen, und zwar nicht nur aus praktischen und versorgungstechnischen Gründen. Wir sind darauf angewiesen, uns auszutauschen, wir lernen durch und in der Gemeinschaft. Unsere soziokulturelle Entwicklung ist ohne das Leben in der Gemeinschaft nicht vorstellbar.

Von Kindern, die ohne die Liebe und Zuwendung ihrer Eltern aufwachsen, ist bekannt, dass sie in ihrer Entwicklung beeinträchtigt sein können. Ich bin bereits ausführlich darauf eingegangen, warum es aus meiner Sicht wichtig ist, dass wir uns angenommen und geliebt fühlen, dass wir von Menschen umgeben sind, denen wir vertrauen und denen wir uns anvertrauen können. Aber wenn es denn so ist, dass wir die Nähe anderer Menschen brauchen, um gesund zu sein, wie erklärt sich dann, dass immer mehr Menschen – vor allem in den Ballungszentren unseres Landes – ein Single-Dasein führen? Wie erklärt sich, dass Menschen, die zwar in einer Familie leben, vereinsamen, weil sie kaum mit ihren Angehörigen kommunizieren? Warum verbringen Kinder so viel Zeit allein vor dem Computer oder dem Fernseher, Zeit, die sie ebenso gut beim Spielen mit Freunden verbringen könnten? Warum widmen Menschen schon morgens auf dem Weg zur Arbeit ihre volle Aufmerksamkeit dem Smartphone? Mütter schieben ihre Kinderwagen über die Straße, derweil ihre Augen nicht den Straßenverkehr verfolgen, sondern irgendeine SMS, als würde von dieser Nachricht ihr Leben abhängen.

Die Menschen bewegen sich wie Roboter durch die Straßen. Sie schauen einander nicht mehr an, sie kommunizieren mit einer zunehmend kryptisch ausfallenden Sprache und verlieren zunehmend die Fähigkeiten für ein Leben in der Gemeinschaft. Sie benehmen sich im traurigsten Sinne des Wortes »asozial«. Wenn Sie jetzt meinen, ich urteile zu hart, dann beobachten Sie einmal bewusst Menschen in Großstädten. Achten Sie einmal darauf, ob Ihnen irgendjemand offen in die Augen schaut, ob man Sie anlächelt oder ob Menschen auf Ihr Lächeln reagieren. Stellen Sie sich einmal an den Eingang eines Geschäfts und halten Sie die Tür auf, für die, die nach Ihnen kommen. Wenn Sie Glück haben, bedankt sich jemand für Ihre Freundlichkeit. Aber vermutlich werden die meisten Menschen durch die offene Tür gehen, ohne Sie zu bemerken. Wir leben alle in der gleichen Welt, im gleichen Land, in der gleichen Stadt, im gleichen Haus und in der gleichen Wohnung: und doch leben wir uns immer mehr auseinander; jeder auf sich bezogen und in sich gekehrt. Nicht nur Teenager, sondern auch Erwachsene bezeichnen die entferntesten Bekannten als Freunde. Sie versuchen, ihren sozialen Status aufzuwerten, indem sie möglichst viele Freunde auf Facebook und in anderen sozialen Netzwerken verbuchen können, auch wenn sie diese »Freunde« nur einmal in ihrem Leben gesehen und kaum Kontakt zu ihnen haben. Es scheint eine riesige Diskrepanz dahin gehend zu geben, dass Menschen einerseits die Nähe anderer anstreben, um Zuwendung und Anerkennung buhlen und mit ihren sozialen Kontakten prahlen, andererseits jedoch alles dafür tun, ihr Bestreben nach Zugehörigkeit zu unterminieren: Sie sitzen allein zu Hause und kommunizieren über Facebook, anstatt zum Telefonhörer zu greifen. Sie schauen sich eine Koch-Show an und essen dabei eine Tiefkühlpizza, anstatt mit Freunden zu kochen und gemeinsam zu essen.

Freunde werden terminiert, das heißt, man trifft sich nicht spontan – auch dann nicht, wenn der Freund das Gespräch sucht, weil er vielleicht ein Problem hat oder sich allein fühlt –, sondern dann, wenn der Freizeit-Terminkalender das hergibt. Allein diese lange vorausgeplanten Verabredungen lassen erkennen, welchen Stellenwert Freundschaft im eigenen Leben bzw. im Terminkalender hat. Diejenigen, die eine Beziehung haben, führen sie auf Abstand, jeder in seinen vier Wänden, auf keinen Fall in einer gemeinsamen Wohnung. Es könnte ja sein, dass einem doch noch ein geeigneterer Partner begegnet, und dann wäre es ungünstig, würde man bereits mit der falschen Person zusammenwohnen und müsste sich erst räumlich trennen …; was für ein Aufwand! Oder aber man hält den Partner durchaus für den richtigen, aber man möchte sich nicht seiner Freiheiten berauben lassen.

Das Leben zu zweit ist vermutlich anstrengender als das Leben allein. Wenn man allein lebt, muss man sich auf niemanden einstellen, muss keine Rücksicht nehmen, kann alle Marotten, die man sich im Laufe des Alleinlebens angewöhnt hat, beibehalten, Auseinandersetzungen finden nur dann statt, wenn man dazu bereit ist. Kurz gesagt: Man lebt zwar allein, aber da ist noch jemand, mit dem man bei Bedarf seine Zeit und sein Leben teilt, um dann wieder in das eigene Leben, in die eigenen vier Wände abzutauchen.

Diejenigen, die gern eine Beziehung hätten, suchen ausgerechnet im Internet, in Partnerschaftsbörsen, wo es zugeht, wie auf dem Viehmarkt. Ich lebe mittlerweile in München. Hier leben gemessen am Anteil der Bevölkerung mehr Singles als irgendwo sonst in unserem Land. Verstehen Sie mich bitte nicht falsch. Ich spreche niemandem das Recht ab, allein zu leben. Auch ich kenne Menschen, die bewusst und gern allein leben. Ein alter Bekannter von mir wird beispielsweise nicht müde, zu beteuern, dass er ein überzeugter Single ist und eine »1a-Beziehung« mit sich selbst führt. Und ich glaube ihm, dass er gern allein lebt. Zumindest macht er einen rundherum zufriedenen Eindruck. Doch dass längst nicht alle Singles freiwillig allein leben, habe ich auch schon viele Male erfahren können. Ich war erstaunt, wie viele dieser Menschen verzweifelt auf der Suche nach einem Partner sind und doch nicht fündig werden. Fragt man sie, was sie denn so unternähmen, um den Menschen fürs Leben zu finden, kommt die Rede immer wieder auf die bereits angesprochenen Partnerbörsen. Doch in solchen Börsen werden keine Menschen vorgestellt, sondern Attribute. Es geht in erster Linie darum, wer welchen Beruf und den damit verbundenen sozialen Status hat, wer wie alt, sportlich und attraktiv ist. Dann werden noch die obligatorischen Hobbys – wie Reisen, Kultur und Outdoor-Aktivitäten – angepriesen. Wie sollen Menschen am virtuellen Reißbrett zueinanderfinden, wenn sie doch ein Leben miteinander verbringen möchten? Im Leben geht es nicht darum, wie man aussieht und welchen Beruf man ausübt. In einer Lebenspartnerschaft geht es um Vertrauen, um Verständnis, vielleicht um den gleichen Humor, um das eine oder andere gemeinsame Hobby, aber doch in erster Linie um Fürsorge, um Anerkennung, Respekt; mit einem Wort: um Liebe.

Ich weiß nicht, ob unsere Gesellschaft – oder zumindest Teile davon – auf einem riesigen Egotrip ist, aber das Auseinandertriften der Gemeinschaft ist zumindest in den Großstädten augenfällig. Und wozu führt diese Entwicklung? Ich habe im Kapitel Partner-Meditation darüber gesprochen, wie sehr sich kranke Menschen und ihre Partner isolieren, wie jeder für sich ein Eigenleben entwickelt, an dem der andere nicht mehr teilnimmt oder von dem er schlicht ausgeschlossen wird. Ich habe darauf hingewiesen, wie fatal es für den Einzelnen sein kann, wenn er mit seinen Sorgen und Nöten allein ist und sich nicht anvertrauen und aussprechen kann. Geteiltes Leid ist halbes Leid, heißt es zu Recht. Die Sorgen werden leichter, wenn man sie auf mehrere Schultern verteilen kann, auch wenn sie damit nicht aus der Welt sind. Ein Alptraum, den man seiner Mutter, seinem Ehepartner oder einem nahestehenden Freund erzählen kann, verliert sein Grauen. Wir Menschen brauchen die Rückkoppelung, wir müssen uns immer wieder rückversichern in unserem Tun und Handeln, in unseren Ansichten und Meinungen. Deshalb tauschen wir uns aus. Wir suchen die Meinung und den Rat des anderen, wenn wir uns nicht sicher sind. Wir brauchen andere als Korrektiv, und wir brauchen sie, damit wir in Zeiten seelischer und körperlicher Not nicht allein sind.

Jeder, der einmal über längere Zeit (unfreiwillig) allein gelebt hat, weiß, was es bedeutet, alles mit sich allein ausmachen zu müssen. Wenn man aber eine seelische und geistige Last nicht im Gespräch abtragen oder auch nur erleichtern kann und nicht das Vermögen hat, alle Sorgen und Probleme im Alleingang zu lösen, dann bleiben sie – die seelischen Nöte. Und dann? Was machen sie mit dem Menschen, wenn sie nur lange genug auf seiner Seele lasten und womöglich andere hinzukommen? Sie machen traurig, unglücklich, verzweifelt und irgendwann machen sie krank. Das mag jetzt sehr fatalistisch klingen. Aber Menschen, die in einer Gemeinschaft leben – und das muss nicht zwangsläufig eine Zweierbeziehung sein, das können auch Wohngemeinschaften mit guten Freunden sein –, haben nun einmal nachgewiesenermaßen bessere Gesundheitsprognosen. Auch wenn es utopisch klingen mag – und vielleicht ist es das im Moment noch: Ich bin davon überzeugt, dass die Menschen nicht nur glücklicher, sondern auch gesünder wären, wenn sie wieder zueinanderfinden, wenn sie wieder mehr Aufmerksamkeit auf die Belange anderer verwenden und sich nicht nur um das eigene Wohl und das eigene Fortkommen kümmern würden.

Ein neues Miteinander durch die Maly-Meditation

Patienten und ihre Angehörigen berichten immer wieder davon, dass Partnerschaften durch die gemeinsame Meditation neu belebt wurden. Sie erzählen, dass familiäre Bindungen, die zuvor kaum mehr bestanden haben, durch die Meditation erneuert und gefestigt werden konnten. Vor allem bei den Gruppenmeditationen im Universitätsklinikum Bochum, wo ganze Familien miteinander meditieren, aber auch fremde Menschen einander die Hände auflegen und füreinander beten, kann man spüren, welche Kraft diese gemeinschaftliche Meditation entfalten, und wie diese Kraft zum Wohle aller wirken kann.

Ich möchte an dieser Stelle Menschen zu Wort kommen lassen, die selbst an solchen Gruppenmeditationen teilgenommen haben; zunächst den katholischen Seelsorger des St.-Joseph-Hospitals in Bochum, Pfarrer Berthold Bittger:

In unserem Krankenhaus gibt es eine große Kapelle. Den ganzen Tag über kommen Menschen hierher – Patienten, Angehörige, Mitarbeiter –, weil sie spüren: Hier ist ein »heilsamer Ort« (wie es schon mehrfach Patienten ausgedrückt haben). Sie lassen sich anrühren von der Stille, den Kerzen, der leisen Musik, der Andersartigkeit und auch der Erhabenheit dieses Ortes. Menschen kommen hierher mit ihrer Angst und der Sorge um ihr eigenes Leben oder das ihrer Lieben – zum Glück aber auch oftmals mit ihrer Hoffnung auf Heil und ihrer tiefen Freude über die Gesundung.

Für viele ist dies ein Ort, an dem sie spüren, dass Gott hier anwesend ist. Sie suchen seine Nähe »hautnah« auch in den verdichteten Zeichen der Kirche: im gemeinsamen Gebet, in der Feier eines Gottesdienstes, in der Begegnung bei der Krankenkommunion oder beim Sakrament der Krankensalbung. Zudem bin ich davon überzeugt, dass es so etwas wie ein Sakrament der menschlichen Begegnung gibt – sprich, Gott in der Begegnung zweier Menschen anwesend und spürbar wird, auch wenn das Wort Gott nicht einmal auftaucht oder zur Sprache kommt.

Die Krankenhauskapelle war deshalb auch der geeignete Ort, an dem Herr Maly mit einer größeren Gruppe von Patienten und ihren Angehörigen seine Form der Meditation durchführt und nahebringt. Die Maly-Meditation will neben aller medizinischen Hilfe die heilsame Zuwendung von Mensch zu Mensch fühlen lassen. Gleichzeitig verdeutlicht sie aber auch noch einmal »spürbar« die liebevolle und stärkende Zuwendung Gottes auch mitten in der Bedrohung durch Krankheit und Tod. Wer für jemanden betet, ihn mit Liebe und Wohlwollen berührt und für ihn da ist, der aktiviert Energien des Heilens. Häufig erleben wir im Krankenhaus die große Hilflosigkeit von Angehörigen angesichts der bedrohlichen Erkrankung eines nahestehenden Menschen. Sie wollen die Not lindern, dem Kranken nahe sein und helfen, ganz konkret etwas tun; manche würden sogar tauschen wollen, wenn es ginge.

Mit der Maly-Meditation wird Hilfe hand-greiflich. Einer legt dem anderen die Hände auf – in der Stille der Sammlung –, auch im Gebet. Wenn wir im Alltag mit unseren Händen arbeiten, fließt viel Kraft durch sie, und wir können damit eine Menge bewegen. Im Umgang mit Menschen trifft das in noch existenziellerer Weise zu. Durch das liebevolle Berühren strömt Lebenskraft zu. Wir streicheln Kinder – besonders für Säuglinge ist dies die erste und lebenswichtigste Form der Kontaktaufnahme. Liebende berühren einander und schenken sich Lebenskraft. Wir Menschen brauchen das und möchten andere Menschen hautnah spüren – so können wir aufatmen und aufleben –, eben weil wir spüren: ich bin geliebt und angenommen – mit meinen Fehlern, meinen Verletzungen und auch mitten in der Bedrohung des eigenen Lebens. Schon wenn wir einander die Hand geben, verbinden sich unsere Kräfte. Die Kraft der Hände fließt durch die Handflächen. Sie sind somit eine Art Kraftzentrum, durch das die Lebensenergie nach außen strömt. Wenn wir einander die Hände reichen, legen sich zwei Handflächen aufeinander. Kräfte werden ausgetauscht und fließen zusammen.

Im Evangelium lesen wir an vielen Stellen, wie Jesus den Menschen begegnet ist und ihnen die Hände auflegte, so dass sie spürten: Gott selbst rührt mich an. Und die Menschen haben es als Heil für sich empfunden, und ihr Leben wurde heiler. Dieses Wissen ist sichtbar in die Sakramente der Kirche eingegangen. In den Sakramenten begegnen wir den ausgestreckten Händen Gottes – offen einladend, helfend, stützend. Sie sind Zeichen der Nähe, der Fürsorge und Güte Gottes. Die meisten Sakramente werden mit einer Berührung vollzogen. Und das stärkste Zeichen dieses Kraftspendens ist die Handauflegung. Durch sie fließt die Kraft eines Menschen zum anderen – auch die Kraft Gottes. Die Meditationsform von Herrn Maly greift dieses alte Wissen des »Kraftaustausches« und der heilsamen Berührung durch Handauflegung auf. Dazu lässt sie hautnah die liebevolle Nähe von Menschen, die zueinander gehören, spüren – aber eben auch die Zuwendung Gottes besonders mitten in der Bedrohung durch ernsthafte Krankheit. Hierzu besonders berührend war die Äußerung eines Patienten nach der ersten Begegnung mit der Maly-Meditation in unserer Kapelle, der mit zitternder Stimme vor allen Teilnehmern aussprach, wie tief er die Liebe seiner Familie – seiner Frau und seiner Kinder – in der vergangenen halben Stunde gespürt habe.

Leider ist dieser Mann nicht mehr am Leben, seine Krankheit hat er nicht überwinden können. Aber er hat in den letzten Monaten seines Lebens etwas erfahren, das ihn seiner Familie sehr nahegebracht hat. Seine Tochter wird nachfolgend erzählen, wie die Maly-Meditation ihr Familienleben verändert hat:

Ja, dieser Moment in der Kapelle war schon ein ganz besonderes Wunder und hat unserer ganzen Familie und vor allen Dingen unserem Vater eine ganz neue, schöne Tür – eine liebevolle, friedliche Welt – geöffnet.

Obwohl mein Vater zeit seines Lebens sehr viel arbeiten musste, hat er sich für seine Familie immer Zeit genommen. Ich kann mich an keine einzige Begebenheit erinnern, dass er mal gesagt hätte, ich habe jetzt keine Zeit. Er war buchstäblich immer für uns da, hat uns geholfen, wo er konnte. Das Einzige, was unser Vater nie konnte, ist, sowohl uns Kindern als auch unserer Mutter seine Liebe durch Worte oder körperliche Gesten zu zeigen. So war für ihn eine Umarmung – die sehr hölzern ausfiel – schon das Höchste, was er zulassen konnte. Ich weiß, dass ich mich jetzt etwas verzettele, aber ich möchte Ihnen einfach ein Bild davon geben, wie mein Vater war, damit Sie besser verstehen können, welches Wunder sich bei meinem Vater in den letzten drei Monaten seines Lebens vollzogen hat.

Unser Vater war eigentlich nie krank. 2010 musste er ins Krankenhaus, weil er eine Bauchspeicheldrüsenentzündung hatte. Nach ein paar Wochen war wieder alles in Ordnung, und keiner machte sich große Sorgen. Im Juni 2011 war er mit meiner Mutter bei seiner Schwester in Worpswede. Da hatte er etwas sehr Fettes gegessen, wodurch ihm übel war. Er hatte kurze Zeit später Schmerzen im Oberbauch und nahm acht Kilo ab. Daraufhin kam er in ein Dortmunder Krankenhaus, die Diagnose lautete Verdacht auf Bauchspeicheldrüsenkrebs. Die Ärzte sagten aber, es bestehe Hoffnung, dass es sich nur um einen ganz kleinen Tumor handele und gut operierbar wäre. Sie empfahlen uns das Josef-Hospital in Bochum. Da gäbe es ein spezielles Pankreas-Zentrum. Wir bekamen sofort einen Termin.

Ende August sollte mein Vater sich einer sogenannten Whipple-Operation unterziehen. Das ist eine der kompliziertesten Operationen überhaupt, die mindestens sechs

Stunden dauern sollte. Wir alle hatten unheimlich Angst vor diesem Tag. Als er aber dann seinen Operateur kennenlernte, den lieben Prof. Dr. Waldemar Uhl, hat sich seine Angst doch sehr gelegt. Er hatte absolutes Vertrauen zu Herrn Prof. Dr. Uhl. Am Tag der Operation – es war ein sehr warmer, schöner Tag – sind meine Geschwister und ich morgens ins Krankenhaus gefahren, um meiner Mutter Beistand zu leisten.

Wir hatten unheimlich Angst, dass unser Vater die Operation nicht überleben könnte. Wir haben die knapp sechs Stunden dann irgendwie aber gemeinsam doch sehr schön überstanden. Als wir dann im Klinikflur Herrn Prof. Dr. Uhl trafen, sagte er, dass wir ihm doch bitte folgen sollten. Er nahm Gläser aus dem Regal und eine Flasche Wasser und setzte sich an seinen Schreibtisch. Es fiel ihm sichtlich schwer, und er rang mit seinen Worten: Er teilte uns auf sehr, sehr einfühlsame Art und Weise mit, dass der Tumor leider doch zu groß war und nicht entfernt werden konnte, da mein Vater die OP sonst nicht überstanden hätte. Wir fragten dann, wie lange unser Vater noch zu leben hätte. Er sagte: »... ein bis zwei Jahre, vielleicht auch nur drei Monate.«

Das war bis zu diesem Zeitpunkt der schrecklichste Moment meines Lebens. Wir saßen da wie versteinert. Meine Mutter sank völlig in sich zusammen. Sie sah so unbeschreiblich traurig und verloren aus, dass es mir heute noch das Herz bricht, wenn ich daran denke. Meine Eltern haben sich wirklich aufrichtig geliebt. Sie waren sogar noch richtig verliebt ineinander. Sie haben immer alles zusammen gemacht und wären jetzt, im Mai 2012, 49 Jahre glücklich verheiratet gewesen. Wir haben dann völlig bedröppelt den Raum verlassen und wussten überhaupt nicht, was wir machen sollten.

Wir sind dann in die Kapelle des Krankenhauses gegangen und haben mindestens eine halbe Stunde einfach nur stumm dagesessen. Ich wusste bis zu diesem Tag gar nicht, dass die Welt wirklich aufhören kann sich zu drehen. Herr Uhl sagte uns, dass wir unserem Vater abends noch nicht sagen sollten, dass der Tumor nicht entfernt werden konnte. Er wäre so geschwächt und würde die Nacht aufgrund dieser furchtbaren Tatsache nicht überleben. Wir sollten ihm nur sagen, dass er alles gut überstanden hätte, was ja auch stimmte. Er hat die Operation ja immerhin überlebt.

Abends gegen 18 Uhr durften wir zu ihm auf die Intensivstation. Es war so unerträglich, meinen Vater da so liegen zu sehen, verkabelt und überall Schläuche ... Er machte die Augen auf und fragte uns, wie es war. Wir haben ihn gestreichelt und ihm gesagt, er hätte alles gut überstanden. Wir haben ihm dann noch gesagt, dass wir ihn lieben, worauf er mit schrägem Mundwinkel – den machte er immer, wenn ihm was peinlich war – sagte, dass das wohl auf Gegenseitigkeit beruhe. Er hätte es bis zu diesem Zeitpunkt niemals geschafft, wirklich auszusprechen, dass er uns liebt.

Die nächsten vier Wochen waren eine ständige Berg-und-Tal-Fahrt. Mein Vater bekam einen Port gesetzt, damit er die anstehende Chemotherapie besser vertragen würde. Es stellte sich heraus, dass er sich mit dem gefürchteten MSRA-Keim infiziert hatte. Dies war wieder ein furchtbarer Schlag für uns alle. Meine Eltern konnten sowohl von den Ärzten als auch von uns nur mit Mundschutz und Schutzkleidung besucht werden. Meine Mutter hat sich die ganze Zeit so liebevoll und aufopferungsvoll um unseren Vater gekümmert. Mein Vater wurde dann schließlich circa vier Wochen später entlassen. Da merkten wir schon, wie geschwächt unser

Vater war. In der darauffolgenden Zeit haben wir wirklich alles getan, um meinem Vater zu helfen. Jeder von uns ist automatisch in eine Rolle geschlüpft: Meine Mutter pflegte, verwöhnte und bekochte meinen Vater liebevoll.

Beim Lesen eines Artikels, den Prof. Dr. Uhl meinem Vater mitgab, in welchem eine inzwischen geheilte Patientin schreibt, was sie alles unternommen hat, um geheilt zu werden, entdeckten wir einen Hinweis auf die Meditation von Herrn Maly. Wir haben sofort im Internet recherchiert und stellten erfreut fest, dass dieser Herr Maly am 29. September 2011 in das Josef-Hospital nach Bochum kommen wollte. Wir wussten zwar alle, dass mein Vater todkrank war, haben aber bis zum Schluss gehofft, dass er wieder gesund wird – er selbst übrigens auch. Papa hatte noch nie in seinem Leben etwas für Meditation oder Ähnliches übriggehabt. Für ihn war das esoterischer Kram. Wir fragten ihn aber dennoch ganz vorsichtig, ob er mit uns zu dieser Meditation gehen wolle. Wir mussten ihn gar nicht überreden. Er war sofort bereit.

So ist die komplette Familie mit meinem Vater nach Bochum gereist. Prof. Uhl hatte zu Beginn der Veranstaltung einen kleinen Vortrag gehalten, und dann kam Herr Maly. Er ging sofort auf meinen Vater zu, gab ihm die Hand und sprach ein paar liebe, verbindliche Worte. Wir merkten, dass unser Vater sehr angetan von ihm war und sofort Vertrauen fasste. Das ist für meinen Vater sehr ungewöhnlich. Normalerweise war er sehr kritisch und hat jeden mit seinen scharfen Augen und seinem Verstand erst einmal innerlich seziert. Als meine Mutter dann ihre Hand, so wie Herr Maly es erklärt hatte, meinem Vater sowohl auf den Hinterkopf als auch auf die Stirn legte, schluchzte mein Vater laut auf. Diese Berührung muss ihm so nahe, so durch und durch gegangen sein, dass er diese für ihn absolut untypische Gefühlsregung zeigte.

Meine Mutter sagte mir gestern am Telefon, dass sie erst Angst davor gehabt hätte, mit meinem Vater zu meditieren. Sie sei nicht der Typ dafür und sei von diesem »Hokuspokus« noch nie überzeugt gewesen. Als sie aber spürte, wie gut meinem Vater das tat und er so aufschluchzte, war ihr klar, dass da ein kleines Wunder geschehen war. Es war für meine Mutter furchtbar ergreifend, ihren Mann so gelöst zu sehen. Ihr war nun klar: Das ist das Richtige!

Und als Herr Maly am Schluss der Meditation fragte, ob jemand erzählen wolle, wie es ihm während oder nach der Meditation gegangen sei, meldete sich doch TATSÄCHLICH unser Vater. Mit zitternden Händen und ergriffener Stimme sagte er, dass er jetzt endlich ganz tief die Liebe seiner Frau und seiner Kinder gespürt hätte und dass er dafür unendlich dankbar sei. Oh ja Papa – wir lieben dich unendlich!!! Ich weiß nicht, ob ein Außenstehender ermessen kann, was diese Äußerung uns allen bedeutet hat, und was sie vor allem unserem Vater bedeutet haben muss.

Von diesem Tag an hat meine Mutter jeden Tag mindestens einmal, meist zweimal mit ihrem Mann meditiert. Er hat fest an die heilsame Wirkung der Meditation geglaubt. Das war in dieser Zeit die Sache, die ihm, aber auch uns so gutgetan hat. Wenn man daneben steht und zusehen muss, wie ein über alles geliebter Mensch neben einem förmlich zerfällt, tut es unheimlich gut, wenn man ihm so nahe sein kann und so eine schöne friedliche, liebevolle Übung mit ihm machen kann.

Als ich das erste Mal mit ihm meditierte, hatte ich das Gefühl, mit meinem Vater eins zu sein, mit ihm in einem Kokon aus fließender Liebe verbunden zu sein. Das war unbegreiflich schön. Manchmal denke ich, wie absurd, dass wir immer noch daran geglaubt haben, dass mein Vater wieder gesund wird, obwohl er völlig abgemagert war, sich kaum auf den Beinen halten konnte und große Schmerzen hatte.

In den nächsten Tagen haben wir meinen Vater ins Krankenhaus gebracht. Es wurde ihm ein Tropf angelegt, und er bekam Morphium gegen seine Schmerzen. Er war wieder ganz gut drauf.

Drei Tage vor seinem Tod sagte er meiner Mutter, dass er vor Glück weinen könnte, weil ihm so viel Liebe zuteilwürde.

Unser geliebter Vater starb genau drei Monate und fünf Tage nach seiner Operation. Ich habe nach seinem Tod eine Trauerbegleiterin aufgesucht, die mir sehr geholfen hat. Als ich ihr erzählte, dass ich mich wie eine Betrügerin fühlen würde, weil ich doch immer wieder gepredigt hatte, dass mein Vater geheilt wird, sagte mir diese Frau: »Aber er ist doch geheilt worden. Er ist seelisch geheilt worden. Er hat die Liebe gespürt und hat seine Augen geschlossen in dem Wissen, geliebt zu sein.«

Diese Zeit war für uns alle zwar die traurigste und furchtbarste Zeit, aber auch die intensivste, emotionalste, fruchtbarste und schönste Zeit unseres Lebens. Wir danken Ihnen alle, auch im Namen unseres Vaters, so sehr, lieber Herr Maly. Dadurch, dass Sie damals in die Kapelle gekommen sind und mein Vater für sich Ihre Form der Meditation annehmen konnte, ist in dieser schweren Zeit eine liebevolle, göttliche, beglückende Verbundenheit in unsere Familie eingekehrt.

Barbara Hagedorn, Engelskirchen

Und nun noch eine letzte persönliche Schilderung von einer Frau, die ebenfalls an einer der Gruppen-Meditationen in Bochum teilgenommen hat:

Die Einladung zu einer Gruppen-Meditation mit Wolfgang Maly bekam ich durch eine Freundin. Eine Heilung in einer Krankenhauskapelle mit Seelsorger, Universitätsprofessor und einem Heiler, das war schon sehr ungewöhnlich. Und da ich neugierig, aber auch krebskrank bin, stand ich pünktlich um 14.30 Uhr vor der Tür der großen Kapelle im St. Josef-Krankenhaus in Bochum. Die Reihen war nicht alle besetzt. Es waren Paare, aber auch Einzelpersonen da. Ich nahm Platz in der letzten Reihe. Nach einigen Minuten stellte sich Prof. Uhl vor und begrüßte uns. Er sagte auch, dass die Maly-Methode demnächst Gegenstand einer Forschungsreihe würde. Dann stellte er ganz klar, dass er als Schulmediziner immer wieder in Situationen käme, in denen er nicht mehr helfen könne. Er glaube fest daran, dass es noch mehr gebe, was zu einer Heilung oder zumindest Linderung und somit zu Lebensqualität und Lebenswürde beitragen könne. Und dazu gehöre für ihn auch die regelmäßige Maly-Meditation. Nachdem der Pfarrer als »Hausherr« die Menschen im Raum begrüßt hatte, beschrieb Wolfgang Maly seine Meditation. Zunächst aber wurden Paare gebildet, so dass auch diejenigen, die alleine gekommen waren, einen Begleiter wählen konnten. Ich blieb allein. In der Bank vor mir saß ein gepflegtes Paar, Vater und Tochter, wie ich später erfuhr. Davor war eine junge Frau, die alleine mit ihrem Teddybären gekommen war, jetzt aber durch eine ältere Dame unterstützt wurde. Daneben saß ein Ehepaar in mittleren Jahren, denen ich die Belastung der Krankheit ansehen konnte. Dann war da noch eine Frau, die offensichtlich gerade mit einer Chemotherapie behandelt wurde, denn sie hatte ein schwarzes Tuch um den Kopf gebunden. Ihr Mann saß etwas skeptisch schauend neben ihr. Auf der Bank an meiner Seite saß eine Frau, die aufmerksam das Geschehen verfolgte. Sie war Heilpraktikerin und wollte die Methode für ihre Praxis kennenlernen. Auf der anderen Seite der Kapelle saßen auch noch Menschen, Kranke wie Gesunde. Ungefähr 40 Männer und Frauen waren an diesem Donnerstagnachmittag in die Krankenhauskapelle gekommen.

Wolfgang Maly sprach über die Angst, die besonders eine »unheilbare« Krankheit für den Patienten, aber auch die Angehörigen und Freunde mit sich bringt. Diese Angst zu überwinden, an ihrer Stelle Frieden entstehen zu lassen, das sei auch ein Ergebnis dieser Paar-Meditation. Er sprach über die Hilflosigkeit der Partner und der Familien, untätig zuzuschauen, wie der geliebte Mensch leidet. Er sprach über die vielen »Lügen«, die aus falsch verstandener Rücksichtnahme von beiden Seiten gesagt würden. Gut gemeinte Lügen, die aber die Chance einer echten Aussprache, für Liebe und Leben, so begrenzt die Zeit auch sein möge, zunichtemache. Er sprach davon, den Tag, das Leben jetzt zu leben, denn das sei die einzige Zeit, die der Mensch wirklich habe. Auch er wisse nicht, ob er morgen noch auf dieser Erde sei. Viele nickten, schauten sich an und rückten sichtbar näher zusammen. Dann begann die Meditation. Die Patienten sollten sich führen lassen, die Begleiter legten die Hand an die Stellen, die Wolfgang Maly zeigte: Kopf, Herz, Bauch und natürlich da, wo der Tumor war. Die Zeit verging, es war sehr still. Draußen zwitscherten die Vögel, Sonnenstrahlen fielen durch die Kapellenfenster. Dann auf einmal schien es mir, als würde sich der Raum füllen mit dem goldenen Licht der Sonne, ich »hörte« ein leises Flirren in der Luft, unbeschreibliche Liebe erfüllte mein Herz. Es muss den anderen ähnlich ergangen sein, denn in diesem Moment hob die Tochter vor mir ihre Hände, um erstmals den Kopf des Vaters zu halten. Die Frau in mittleren Jahren legte ihren Kopf auf die Schulter ihres Mannes, ihr Arm hielt ihn fest umschlungen. Der Skeptiker nahm die Hände seiner mit Chemo behandelten Frau und blickte sie zärtlich an. Die junge Frau mit dem Teddybären wischte sich verstohlen eine Träne von der Wange. Es war ein ganz intensiver, naher Moment der Liebe. Auch wenn die Heilung des Körpers vielleicht nicht möglich ist, ein Stückchen Heilung des Herzen ist an diesem Donnerstag in dieser Kapelle in diesem Krankenhaus in jedem Fall geschehen.

K. S., Dortmund

Das, was in den Berichten so eindrücklich beschrieben wurde, ist nicht nur im engen Bereich der Familie möglich. Pfarrer Berthold Bittger hat es auf den Punkt gebracht, wenn er sagt: »Wer für jemanden betet, ihn mit Liebe und Wohlwollen berührt und für ihn da ist, der aktiviert Energien des Heilens.« Es müssen nicht ausschließlich die nächsten Angehörigen oder enge Freunde sein, für die man betet, derer man in Liebe gedenkt und denen man sich zuwendet, indem man sie berührt. Das können auch Menschen sein, denen wir täglich begegnen, etwa im Arbeitsbereich, beim Einkaufen oder im Sportstudio. Liebe und Zuwendung haben viele Gesichter. Auch ein freundliches Wort ist eine Form der Zuwendung. Damit signalisiert man dem anderen, dass man ihm Gutes wünscht und dass einem der andere nicht egal ist.

Selbst Menschen, mit denen man sich überworfen hat – etwa wegen der Hecke, die man noch immer nicht geschnitten hat, worüber sich der Nachbar fürchterlich aufgeregt und darüber einen handfesten Nachbarschaftsstreit vom Zaun gebrochen hat –, mit anderen Worten: wegen eines typisch deutschen Szenarios.

Eigentlich hätte man allen Grund, diesen Herrn sonst wohin zu wünschen. Die Hecke, die ihm Grund genug war, Zeter und Mordio zu schreien, war eine Banalität, die eigentlich nicht der Rede wert sein sollte. Stellt sich also die Frage, warum der Herr Nachbar so reagiert hat. Vielleicht hat er Probleme mit seiner Frau. Vielleicht steht sein Job auf wackeligen Füßen, oder er wird gemobbt. Vermutlich gibt es Gründe, die das Nervenkostüm des Nachbarn so stark in Mitleidenschaft gezogen haben, dass er wegen einer Hecke ausfallend wird. Wir könnten ihm gut und gerne grollen, diesem Nachbarn, schließlich war er es, der sich unangemessen verhalten hat. Wir können uns aber auch fragen, was mit ihm los ist. Schließlich war er nicht immer so. Genau genommen war er immer ein recht verträglicher Mitmensch. Brechen wir uns wirklich einen Zacken aus der Krone, wenn wir für ihn beten oder – wer das weder kann noch will – schlicht seiner in Liebe gedenken, ihm Gutes wünschen, dem zornigen Nachbarn, damit seine Wut – woher auch immer sie rühren mag – sich legen und ihn und seine Mitmenschen (uns eingeschlossen) nicht weiter drangsalieren möge?

Das Einzige, was wir dafür tun müssten, ist, über unseren Schatten zu springen. Wir müssten unser eigenes kleines Ego einfach mal beiseiteschieben und nicht in althergebrachter selbstgerechter Manier darauf beharren, dass er »der Böse« ist und daher den ersten Schritt tun müsste. Vielleicht kann er das nicht. Vielleicht ist er so mit sich und seinen Gefühlen im Unreinen, dass er gar nicht mehr klar denken kann. Hätte er denn sonst so reagiert, wegen einer Hecke? Was würde denn geschehen, wenn wir – also genau genommen Sie, die Sie dieses Buch lesen – auf den anderen, den Nachbarn zugehen? Der Nachbar hätte die Möglichkeit, seinen Ausfall zu korrigieren, ohne dabei sein Gesicht zu verlieren. Der Frieden wäre wiederhergestellt.

Der Nachbar wäre in Zukunft vermutlich achtsamer in seinem Verhalten, denn Sie haben ihm in liebenswerter Weise gezeigt, dass Sie ihn mögen, dass Sie ihn trotz seines Fehlverhaltens schätzen und die Beziehung zu ihm nicht wegen eines so dummen Zwischenfalls beenden möchten. Es ist kaum vorstellbar, dass der Nachbar diese zweite Chance gefährden wird, indem er abermals zu streiten beginnt. Doch auch wenn er das täte, wenn er ein unverbesserlicher Streithansel sein sollte, sollte man ihn nicht verdammen und ihm mit der gleichen Wut entgegentreten. Menschen, die aus den unterschiedlichsten Gründen heraus streitsüchtig sind, hilft man nicht, indem man sie für ihr Fehlverhalten bestraft. Das Einzige, was emotional angeschlagenen Menschen helfen kann, ist eine liebevolle Zuwendung. In dem Sprichwort »der Klügere gibt nach« geht es letztlich um nichts anderes.

Negative Gefühlsausbrüche ziehen oft die gleichen Gefühle bei dem anderen, dem vermeintlichen Gegner, nach sich. Genauso verhält es sich mit positiven Gefühlsäußerungen. Indem Sie dem anderen signalisieren, dass Sie ihn wertschätzen, schenken Sie ihm das, was man Liebe nennt – auch wenn Sie sich dessen gar nicht bewusst sein mögen. Allein das Gefühl, trotz eines verbalen Ausfalls gemocht zu werden, kann dem Nachbarn helfen, seine Probleme und seine innere Zerrissenheit zu überwinden und wieder »der Alte« zu werden. Und was bedeutet dies anderes, wenn nicht die Heilung des Nachbarn, seiner Seele und seines Geistes. Denn eines ist sicher: wer streitet um des lieben Streits willen, dessen Seele kann in keinem guten Zustand sein. Und Sie? Sie hätten mit Ihrem Entgegenkommen menschliche Größe gezeigt und einen Beitrag dazu geleistet, dass die Gemeinschaft gesünder und lebenswerter ist. Den größten Dienst hätten Sie jedoch Ihrer eigenen Seele geleistet. Wer anderen Gutes tut, tut auch sich Gutes. Versuchen Sie es doch mal beim nächsten Zwist. Gedenken Sie des anderen! Und wenn Sie es schaffen, versuchen Sie sich vorzustellen, wie ein heilendes, göttliches Licht durch diesen Menschen strömt, das seine Seele und seinen Geist befriedet und ihn heil macht.

Die Kraft der Berührung

Die gedankliche Zuwendung zu einem anderen Menschen fällt vielen möglicherweise leichter als die Berührung. Wir, die wir in Mitteleuropa leben, pflegen eine gewisse körperliche Distanz gegenüber anderen. Dass diese Einstellung nicht naturgegeben ist, sondern mit unserer kulturellen Prägung zu tun hat, kann man beispielsweise erleben, wenn man den indischen Subkontinent bereist. Bei mehr als einer Milliarde Menschen, die zum Teil sehr beengt – im wahrsten Sinne des Wortes auf Tuchfühlung – leben, bleibt die Berührung nicht aus. Als Indienreisender wird man fast notgedrungen damit konfrontiert. Sobald es eng zugeht, spürt man die Hände oder andere Körperteile fremder Menschen auf sich. Dieser körperbetonte Umgang ist auch in anderen Teilen der Welt anzutreffen, dort, wo Menschen traditionell zusammenleben, in Großfamilien, Sippen oder Clans, wo man sich des Morgens seine Träume erzählt, wo man die Sterbenden gemeinsam begleitet, die Neugeborenen gemeinsam empfängt, wo Nachbarn »Onkel« und Nachbarinnen »Tanten« heißen, wo es zwischen dem »Ich« und den »anderen« keinen so großen Unterschied gibt.

Auch hierzulande war die körperliche Distanz, so, wie wir sie heute pflegen, nicht immer Teil der gesellschaftlichen Konvention. Ich sage nicht, dass die Wahrung der Intimsphäre jedes Einzelnen nicht auch eine Errungenschaft ist, die jedem das Recht zubilligt, selbst darüber zu entscheiden, von wem er wann berührt werden möchte. An Kindern kann man sehr gut beobachten, wie wichtig Berührung einerseits ist, wie wichtig aber auch die Grenzziehung sein kann. Kinder mögen es beispielsweise überhaupt nicht, wenn sie mit Liebkosungen überschüttet werden. Sie wollen nicht ständig von Omas und Tanten geknuddelt werden, die ihrerseits das Bedürfnis befriedigen möchten, Liebe zu geben und die kleinen Süßen zu liebkosen, ohne die Persönlichkeitsrechte des Kindes zu achten. Auch Kinder haben ein natürliches Bedürfnis nach körperlicher Distanz und ein Recht auf körperliche Selbstbestimmung.

Ich glaube jedoch, dass die extreme Distanz, die mittlerweile Konsens geworden ist, bei vielen Menschen zu einem Defizit an Berührung führt. Denn was heißt es, berührt zu werden? Wir wissen, dass Säuglinge beispielsweise die körperliche Nähe der Mutter brauchen, um den Schock, den die Geburt – gleichsam das Verlassen des warmen, mütterlichen Leibes und das Eintreten in die Welt – mit sich bringt, zu verkraften. Wenn man bedenkt, dass es im Mutterleib nicht nur konstant warm ist, sondern dass der Fötus auch mit allem versorgt wird, was er braucht, und dass er bei Eintritt in die Welt plötzlich selbständig atmen und trinken muss und zudem grellem Licht und allen möglichen, bislang unbekannten Reizen ausgesetzt ist, kann man sich vorstellen, dass die Geburt für so ein kleines Wesen anstrengend ist. Die Berührung durch die Mutter vermittelt dem Säugling ein Gefühl von Geborgenheit und vor allem von Zugehörigkeit, zu ihr, zur Mutter. Dieses Gefühls wird sich das Kind immer wieder vergewissern, so lange, bis es selbständig eigene soziale Bindungen eingehen, aufbauen und pflegen kann.

Die Berührung wird der heranwachsende Mensch jedoch zeitlebens mit Zugehörigkeit, dem Gefühl angenommen zu sein, aber auch mit Trost und Beruhigung in Verbindung bringen. Was tut eine Mutter, deren Kind Bauchweh hat? Sie legt ihm die Hand auf den Bauch. Und was tut sie, wenn das Kind unruhig und ängstlich ist? Sie nimmt es in den Arm, hält es fest und gibt ihm so das Gefühl, nicht allein zu sein. Was tut sie, wenn das Kind traurig ist? Sie streicht ihm über den Kopf und signalisiert damit, dass alles wieder gut wird. Auch Erwachsene vergewissern einander durch Berührung. Wer einem Freund die Hand auf die Schulter legt, sagt damit nichts anderes als: »es wird schon wieder«. Das Berühren am Arm wirkt wie eine Hilfestellung, auch wenn der andere sehr gut allein gehen kann.

Das Bedürfnis, berührt zu werden, ist ebenso existenziell wie das Bedürfnis, geliebt zu werden. Und was ist es anderes, wenn man einen Menschen berühren möchte, als das Bedürfnis, diesem Menschen zu zeigen, dass man ihn liebt. Im Umkehrschluss genießen wir es, von einem uns nahestehenden Menschen berührt zu werden, weil wir das zärtliche Streicheln als Zeichen der Liebe verstehen. Aber was ist mit den Menschen, die keinen Partner haben, die allein sind? Ich habe unlängst mitten in München eine Veranstaltung beobachten können, bei der Menschen mit Schildern umherliefen, auf denen »free hugs« zu lesen stand – was auf Deutsch so viel bedeutet wie »umsonst umarmt werden«. Ich war neugierig und habe mir das Treiben eine Weile angesehen. Tatsächlich haben sich Menschen von anderen, ihnen völlig fremden Menschen umarmen lassen. Aus meiner Tätigkeit weiß ich ja, wie gut die Berührung tun kann. Wie oft habe ich es schon erlebt, dass Männer und Frauen, ganz gleich, ob Patienten oder Angehörige, mich nach der Meditation fragten, ob sie mich in den Arm nehmen dürften. Es steckt etwas Erlösendes in der Umarmung zweier Menschen, und sie sagt so viel, so eine Umarmung: Versöhnung, Dankbarkeit, Trost, Wiedervereinigung nach einer Zeit der Trennung und vieles mehr.

Die Tatsache, dass sich an diesem Tag in der Münchner Innenstadt so viele Menschen umarmen ließen, wirft ein Bild auf den Notstand, der offenkundig in unserer Gesellschaft herrscht. Wenn wir – wie ich eingangs erwähnte – einerseits eine körperliche Distanz gegenüber fremden Menschen wahren und uns andererseits von fremden Menschen so innig umfangen lassen, lässt das doch den Schluss zu, dass es einen ungewollten Berührungsmangel gibt, dass die körperliche Distanzierung zumindest für alleinstehende Menschen ein erhebliches Defizit mit sich bringt.

Aus dem Klinikalltag ist mittlerweile bekannt, dass Berührung durch das Pflegepersonal den Heilungsvorgang positiv unterstützen kann. Die Berührung als Akt der liebevollen Zuwendung ist eine tragende Säule der Maly-Meditation. Die Menschen, die zu mir kommen oder zu Hause mit ihren Angehörigen meditieren, bestätigen mich in der Überzeugung, dass die Berührung in Form des Handauflegens ihnen das gibt, was sie brauchen und was sie möglicherweise vermisst haben. Sie fühlen sich angenommen und verbunden. Das Gefühl der Zugehörigkeit, das durch die Berührung vermittelt wird, lässt sie wissen, dass sie mit ihrem Problem nicht allein sind, dass andere mithelfen, den Heilungsprozess in Gang zu setzen.

Bevor sich Frau Dr. Meißner und Prof. Dr. Walach noch einmal zur potenziellen Heilwirkung von Liebe, Zuneigung und Berührung äußern, möchte ich selber einen grundlegenden Gedanken dazu formulieren: Ich glaube, dass der Erfolg der Maly-Meditation letztlich darin begründet ist, dass kranke Menschen auf so vielen verschiedenen Ebenen gestärkt und gestützt werden, dass sie dadurch ihre Selbstheilungskräfte aktivieren und letztlich heilen können. Dort, wo sie selbst den Glauben an eine Heilung verloren haben, werden sie durch ihre Angehörigen im Glauben gestärkt. Dort, wo sie sich selbst oder auch nur einen Teil von sich verloren haben, finden sie durch Liebe und Zuwendung zurück zu sich und zur Gemeinschaft. »Die Zeit heilt alle Wunden«, heißt es. Ich sage: »Liebe heilt alle Wunden.« Doch nun zur wissenschaftlichen Sicht auf die Liebe.

Auf meine Frage, inwiefern Liebe und Zuneigung, die ein kranker Mensch während der Meditation erfährt, seinen Heilungsprozess unterstützen können, sagte Prof. Walach:

Liebe und Zuneigung sind positive Emotionen, und solche Emotionen haben im Organismus eine Fülle von Wirkungen. Sie führen z. B. dazu, dass Oxitocyn ausgeschüttet wird, ein Hormon, das die Bindung und die soziale Zugehörigkeit vermittelt und das auch vielfältige immunologische Wirkungen hat. Es reduziert Stress und reguliert die Hypophysen-Nebennieren-Achse. Damit werden auch immunsuppressive Prozesse dieser Aktivitäten ihrerseits gehemmt, was durchaus einen positiven immunologischen Effekt haben mag.

Zum Thema, warum es so wichtig ist, dass insbesondere unter Krebs oder anderen immer noch als unheilbar geltenden Krankheiten leidende Menschen berührt werden, sagte Frau Dr. Meißner:

Nach der Ritualtheorie entspricht das Berührtwerden der dritten Phase des Rituals, nämlich der »Einverleibung« oder Inkorporierung der Heilkraft, z. B. der Energie durch den Heiler. Somit kommt dem Berührtwerden eine wichtige symbolische Bedeutung im Ritual zu. Darüber hinaus wird die Krebserkrankung nach wie vor von vielen Menschen tabuisiert, und auch deshalb könnte Berührung besonders heilsame Impulse hervorrufen.

12
Spiritualität und Heilung

Ich habe jetzt viel über die Bedeutung von Liebe und Zuwendung gesagt. Die menschliche Liebe hat nur ein kleines Manko: Sie ist nicht (zwangsläufig) beständig. Liebe beruht auf Freiwilligkeit. Es gibt keine Garantie dafür, dass sie lebenslang geschenkt wird. Ein Partner kann sich verändern und sich einer neuen Liebe zuwenden. Die geliebte Mutter kann sterben und der beste Freund plötzlich keine Zeit mehr haben, weil er sich verliebt hat und seine Zeit nun für seine neue Freundin verwendet. Vermutlich hat jeder den Verlust der Liebe schon einmal durchlitten.

Aber es gibt eine universelle, beständige Liebe, die nicht von den Irrungen und Wirrungen eines Menschenlebens abhängig ist; eine Liebe, die allgegenwärtig und im Überfluss für jedermann verfügbar ist, auch für alle alleinstehenden Menschen: es ist die Liebe Gottes. Was für gläubige Menschen selbstverständlich ist, mag Atheisten unverständlich erscheinen. Ich selbst weiß nicht, warum Menschen an Gott glauben können und dies auch wollen, und warum aber andere keinen Zugang zu Gott finden und seine bloße Existenz rundherum ablehnen. Ich möchte nur Folgendes festhalten: Mir fällt seit geraumer Zeit auf, dass immer mehr Menschen Zuflucht in den unterschiedlichsten spirituellen Richtungen suchen oder dass sie bewusst nach einem Guru –

einem spirituellen Lehrer – suchen, von dem sie sich Antworten auf die Sinnfragen ihres Lebens erhoffen. Auch von mir erhoffen sich Menschen Antworten auf ihre Fragen, vor allem in der bedrohlichen Situation einer schweren Krankheit. Doch ich bin kein Guru und will es auch nicht sein. Ich kann den Menschen, die zu mir kommen lediglich den Weg aufzeigen, den ich selbst beschritten habe: im Glauben an Gott und im Vertrauen auf die göttliche Heilkraft. Ich kann ihnen Mut machen und sie im Glauben bestärken. Ich kann sie trösten und ihnen damit vielleicht über eine »Durststrecke« hinweghelfen. Ich kann ihnen Hinweise darauf geben, wo der Grund ihrer Probleme möglicherweise zu suchen ist, und Empfehlungen zur Problemlösung aussprechen. Aber lösen kann ich ihre Probleme nicht.

Manchmal rufen mich Patienten oder Angehörige an und fragen mich um meine Meinung, wenn beispielsweise eine medizinische Entscheidung ansteht – etwa für eine neue Chemotherapie – oder wenn innerfamiliäre Probleme geklärt werden müssen. Ich kann und darf keine Ratschläge geben, die weitreichende Konsequenzen für die Betroffenen haben können. Alles, was ich diesen Menschen raten kann, ist, auf ihr Bauchgefühl zu vertrauen oder dafür zu beten, dass sie die richtige Entscheidung treffen. Ich kann ihnen raten, das offene Gespräch mit den betreuenden Ärzten oder – im Fall einer familiären Problematik – mit der Familie zu suchen. Menschen müssen selbst Verantwortung übernehmen für sich, für ihre Entscheidungen und für ihre Handlungen. Entscheidungen, die man auf Anraten anderer trifft, sind nicht die eigenen. Sie können sogar großen Schaden anrichten. Schließlich geht es doch um Entscheidungen, die das eigene Leben betreffen. Ich glaube, dass die Suche nach dem Sinn des Lebens Teil des Lebens ist, und dass das Stellen von Sinnfragen Möglichkeiten eröffnet, um einen erweiterten Blick auf das Leben zu entwickeln. Wenn man sich jedoch nur im Kreis dreht, kann das kaum gesundheitsfördernd sein. Wenn Menschen in einer anderen als der christlichen Religion ihre spirituelle Heimat finden, zum Buddhismus oder zum Islam konvertieren, dann kann das ein großer Gewinn für sie sein. Ich kann nachvollziehen, wenn man sich beispielsweise dem Buddhismus eher zugehörig fühlt, weil die ihm zugrunde liegenden Vorstellungen vom Lebenskreislauf – von den menschlichen Verstrickungen und dem daraus resultierenden Leid und von der Erlösung durch eine tugendhafte Lebensführung – eher den eigenen Vorstellungen und Lebenserfahrungen entspricht als beispielsweise das, was im Neuen Testament geschrieben steht. Ich betrachte es als enorme Errungenschaft, dass wir frei wählen und entscheiden können, ob wir uns einer Religionsgemeinschaft anschließen möchten oder nicht. Auch ich bin froh darüber, dass wir nicht mehr der kirchlichen Willkür ausgesetzt sind, die viel Leid über die Menschen gebracht hat.

Aber ich gebe zu bedenken, dass wir hier in Mitteleuropa in und mit der Kultur des Christentums leben, dass wir dem Grundgedanken des Christentums – nämlich der Barmherzigkeit und Nächstenliebe – Teile unseres Gemeinwesens verdanken, und ich möchte daran erinnern, dass die Liebe Gottes für jeden Menschen frei verfügbar ist, wenn man sie denn zulassen kann. Das gilt auch und insbesondere für Menschen, die allein sind oder sich alleingelassen fühlen. Die göttliche Liebe ist ein Garant dafür, dass man angenommen ist, auch wenn sich die irdische Liebe verabschiedet hat. Mit einem Wort: In der göttlichen Liebe findet jeder Mensch ein Zuhause. Und wer sich angenommen und geliebt fühlt, hat bessere Chancen zu heilen. Es ist bekannt, dass Spiritualität einen großen Beitrag zur persönlichen Gesundheit leisten kann.

An dieser Stelle möchte ich noch einmal den klinischen Psychologen Prof. Walach zur Frage zitieren, welche Rolle Religiosität und Spiritualität für den Heilungsprozess spielen:

> Religiosität und Spiritualität sind häufig Vehikel, mit denen andere, heilsame Haltungen transportiert werden, wie etwa Vertrauen, Hoffnung, Sinnstiftung. Ohne solche Haltungen ist Heilung schwieriger zu erreichen. Mit diesen Haltungen ist sie nicht garantiert, aber wahrscheinlicher.

Religiosität setzt aus meiner Sicht eine gewisse Kontinuität und vor allem ein Glaubensfundament voraus. Religions-Hopping, dieses unstete Springen von einer Glaubensüberzeugung zur nächsten, birgt aus meiner Sicht eher die Gefahr, dass man sich verliert und nichts bleibt als das beständige Zweifeln und Suchen. Auch das ist aus meiner Sicht eine Entfremdung von der Gemeinschaft und von sich selbst. Schwester Solana von der Steyler Mission, die mich von Anfang an in meiner Heilarbeit unterstützt und mich darin bestärkt hat, fortzufahren, kann vielleicht am besten beschreiben, was es heißt, von Gott geliebt zu werden, auch in Zeiten schwerer Krankheit:

> An einem Tag im Januar 2009 begegnete mir im Korridor unseres Klosters Wolfgang Maly, der »heilende Therapeut«, von dem ich gehört hatte. Bei der Begrüßung fragte ich ihn interessiert nach seinem außergewöhnlichen Engagement. Mit eindrucksvoller Wärme zeigte er seine Absicht zu einem Gespräch. Es entspann sich eine kurze Unterhaltung. Wolfgang Maly hatte seine eigenen Leiden durch den Glauben überwunden, bewirkt durch eine wunderbare Kraft. Diese Kraft setzt sich offenbar fort, so dass Kranke Schmerzlinde-

rung erfahren oder dass die Kraft den Schmerz ganz aus-
schaltet und sogar zur Heilung des Kranken führt. Ich habe
es selbst erleben dürfen. Ich erkrankte an Knochenkrebs,
der zwar nicht so gefährlich, aber dafür sehr schmerzhaft ist.
Seit Wolfgang Maly mit mir meditiert hat, habe ich keine
Schmerzen mehr. Vielleicht fällt es mir, die ich mein Leben
im Glauben an die Heilkraft Gottes gelebt habe, leichter als
anderen Menschen, an das »vermeintlich Unmögliche« zu
glauben. Ich werde mich bemühen, zu formulieren, wie ich
Wolfgang Malys Arbeit und seine Fähigkeit, anderen Menschen zu helfen, sehe und worauf sie meiner Meinung nach
beruhen, und ich werde schildern, wie Heilung aus meiner
Sicht zustande kommt.

Ausgangspunkt seiner (Wolfgang Malys) Bereitwilligkeit,
das Geschenk der Strahlkraft seiner Hände den Schwerkranken zuzuwenden, war die Liebe Gottes, die sich da gemeldet
hat. Ich ermutigte Wolfgang Maly, diesem »Aufruf« zu folgen
und das heilende Licht des göttlichen Arztes weiterzugeben.
Ich sagte ihm: »Wer etwas verändern möchte, muss für offene Ohren sorgen.« Mit strahlendem Lächeln, Augen voller
Liebe und wacher Zuversicht sagte er schlussendlich: »Ich
verzichte auf Manipulation jeder Art. Wer der Liebe die Tür
öffnet, gewinnt eine Heilungstiefe.« Ja, Finsternis war nicht
in seinem Antlitz. Wolfgang Maly ist nahe am Herzen Gottes
und nahe am Herzen des Menschen. Da ist Lebensmut zu
schöpfen. Dinge anpacken und Ideen verwirklichen macht
dann froh, selbst mit einem schweren Schicksal. Im Wissen
und Fühlen, im Verstehen und in der Einsicht finden vor allem Schwerkranke einen Hort. Es gilt nur noch: »Ich lebe
jetzt, und von jetzt ab brauche ich nur noch nach vorne zu
schauen.« Ja, das hält auch mich in heilender Gegenwart

göttlicher Liebe. Um in Harmonie leben zu können, bedarf es des inneren Gleichgewichtes, des meditativen Innehaltens und Nachdenkens.

Für mich habe ich im Umgang mit meinem Knochenkrebs nie isoliert gedacht, habe nie »herz-los« Heilung gesucht. Gott einlassen, immer wieder Gott einlassen! Woher kann ich als Mensch denn wissen, was derjenige, den ich liebe, will. Nein, Gott will nicht, dass wir leiden. Ich leide auch nicht, weil ich glaube, dass alles, was im Namen der Liebe geschieht, einen Sinn hat. Vielleicht muss ich diesen Weg der Krankheit gehen, um Ballast abzuwerfen oder um Schlacken zu entfernen. Wollte man mich danach beurteilen, was ich leiste, so sind solche Worte sicherlich »ein-sichtig«. Unheil entsteht durch Disharmonie mit dem Schöpfer und mit den Geschöpfen. Heil werden bedeutet, wieder in Harmonie kommen mit dem Leben, wieder eingebettet sein in das Kraftfeld göttlichen Lichts. Da sind die Boten der Freude, dem Regenbogen gleich Erde und Himmel umspannend. Was geschieht, wenn das Herz nicht dabei ist? Heilung geschieht nicht allein durch Medikamente oder Meditation. Heilung erfolgt durch das Zusammenwirken von Leib und Seele. Die Seele braucht aber regelmäßig Nahrung. Folgerichtig muss ich Gott einlassen: Irdisches und Himmlisches, Zeit und Ewigkeit verbindend und dankend bejahen. Ja, das mit Gott verbundene Herz setzt Kräfte frei, trägt uns über uns selbst hinaus und schenkt Heilkraft.

Schwester Solana, M. J. Posten,
Ordensschwester in der Steyler Mission

Das Leben ist nicht immer gerecht

Im Verlauf der letzten Jahre habe ich viele Menschen kommen und gehen gesehen. Einige von ihnen kommen über einen längeren Zeitraum zu mir, manche über Jahre. Sie besuchen mich in unterschiedlichen Abständen. Patienten, die selbständig zu Hause meditieren, suchen mich eher selten bis gar nicht auf. Andere wiederum brauchen das Gespräch und den Zuspruch, um ihre Angst im Zaum halten zu können, und wieder andere können oder wollen nicht zu Hause meditieren.

Meist sehe ich die Menschen nur ein einziges Mal. Sie kommen mit ihren Sorgen, ihren Ängsten und ihren Schmerzen. Nachdem ich mit ihnen gesprochen habe und sie sich all ihre Nöte von der Seele reden konnten, sind sie meist wie ausgewechselt: voller Hoffnung und Zuversicht. Nach der Maly-Meditation spüren sie, dass etwas mit ihnen passiert ist: sie fühlen sich erleichtert, die Schmerzen klingen in der Regel schon während der Meditation ab, oft bleiben sie für einen längeren Zeitraum weg, manchmal für immer. Ich zeige den Partnern, wie sie zu Hause mit dem Patienten meditieren können, und dann gehen sie und kommen nie wieder.

Eigentlich soll es genau so sein. Die Menschen übernehmen Verantwortung für sich und meditieren selbständig, und der Partner übernimmt quasi meine Rolle. Nur selten erfahre ich, was aus ihnen geworden ist. Vor allem Menschen, die heilen, die ihre Krankheit hinter sich lassen, melden sich nicht mehr. Das ist nur allzu verständlich. Wer beispielsweise eine schwere Krebserkrankung überwunden hat, möchte nicht mehr daran erinnert werden. Es ist eine Art Schutzmaßnahme. Die Geheilten konzentrieren sich auf das Leben, das ihnen noch einmal geschenkt wurde, und leben es vermutlich intensiver als zuvor. Es sind eher zufällige Informationen von entfernten Verwandten oder Bekannten, die mich anrufen und meine Hilfe suchen und sich auf die Geschichte von Frau X oder Herrn Y beziehen, die vor Jahren bei mir gewesen seien und seither gesund sind. Aus solchen Berichten weiß ich überhaupt erst, dass die Menschen, die einst zu mir kamen, gesund geworden sind. Natürlich melden sich auch Menschen, die geheilt sind und die mich an ihrer Freude teilhaben lassen. Aber das sind eher Ausnahmen.

Rückmeldungen und Briefe erreichen mich eher selten, und wenn, dann mit einer traurigen Botschaft. Das sind dann Trauerkarten, die ich von den Hinterbliebenen bekomme. Manchmal sind es auch sehr persönliche Briefe, in denen sich die Kinder oder die verwitweten Partner bei mir bedanken für die Monate und Jahre, die der Verstorbene noch hatte, und dass sie es als Geschenk betrachtet haben, noch so viel gute Zeit mit ihrem Vater, ihrer Mutter oder ihrem Kind verbracht haben zu dürfen. Zwar freue ich mich über solche Briefe, aber sie stimmen mich natürlich auch immer traurig, weil sie mir zeigen, dass das Leben trotz der Maly-Meditation endlich ist. Besonders traurig finde ich es, wenn Menschen, die über einen längeren Zeitraum zu mir kommen und die mir schon allein durch diese regelmäßigen Begegnungen ans Herz gewachsen sind, sterben. Es ist ja kein nüchternes Heiler-Patienten-Verhältnis, das sich zwischen uns aufbaut. Oft kenne ich ja die ganze Familie, weil die Patienten immer mit ihren Kindern, zum Teil mit den Enkelkindern zu mir gekommen sind. Ich habe alle Höhen und Tiefen, die diese Menschen im Verlauf ihrer Krankengeschichten durchlebt haben, miterlebt, habe sie getröstet und wieder aufgebaut, wenn es einen Rückschlag gab und die Blutwerte schlechter wurden, und mich mit ihnen gefreut, wenn die CT-Bilder keine Metastasen und keinen Tumor mehr zeigen konnten. Und dann passiert es trotzdem: Urplötzlich treten Komplikationen auf, oder die Tumore bilden sich neu – mitunter an anderen Körperstellen –, und dann geht häufig alles ganz schnell.

Wer sich einmal als geheilt betrachtet hat – obgleich Tumorpatienten nach den Kriterien der Schulmedizin erst dann als geheilt gelten, wenn sie noch fünf Jahre nach Verschwinden der Krankheit krebsfrei sind –, kann mit einem Rückschlag oft nicht umgehen. Viele Menschen haben das Gefühl, dass alles umsonst gewesen ist. Sie sagen dann, dass es letztlich keinen Sinn hat, weiter an eine Heilung zu glauben und etwas dafür zu tun. Wer wollte es ihnen verdenken, wenn sie resignieren. Ich habe schon so viele Menschen in diesem Stadium erlebt, habe versucht, ihnen Mut zu machen und sie davon zu überzeugen, dass noch nichts verloren ist, solange sie leben. Bei einigen konnten wir das Ruder mit vereinten Kräften noch einmal herumreißen.

Einer meiner liebsten Patienten, der mir mittlerweile ans Herz gewachsen ist, lebt seit vielen Jahren mit einem hartnäckigen Bauchspeicheldrüsenkrebs. Er hat Metastasen in der Lunge und Tumormarker, bei denen jedem Onkologen schwindelig wird. Seine Blutwerte sind so katastrophal, dass er noch nicht mal mehr Chemotherapie bekommen kann, weil die Anzahl der weißen Blutkörperchen viel zu gering ist. Vor einigen Monaten hatte er Wasser im Bauchraum, was durch Metastasen hervorgerufen werden kann. Damals hatte er große Angst zu sterben. Er konnte das Haus nicht mehr verlassen und war sehr schwach. Ich besuchte ihn zwei-, dreimal pro Woche und meditierte mit ihm. Schon nach kurzer Zeit war er von der Last des Bauchwassers befreit. Er kam wieder auf die Beine und spazierte durch seinen Lieblingswald. Geheilt ist er immer noch nicht. Sein Tumor ist nach wie vor da, und die Metastasen auch. Aber er lebt. Er hat damals nicht die Flinte ins Korn geworfen und sich nicht aufgegeben. Obwohl er in dieser schwierigen und aussichtslos erscheinenden Situation Angst hatte, hatte er doch noch immer Hoffnung. Doch leider verläuft es nicht immer so wie bei ihm. Oft wendet sich das Blatt schlagartig, und die Menschen sehen ihrem Ende wissenden Auges entgegen.

Die Maly-Meditation in der Sterbebegleitung

Es kommt vor, dass Menschen zu mir kommen in dem Wissen, dass sie nicht mehr lange zu leben haben. Ich weiß nicht, ob es dafür eine Erklärung gibt, aber selbst wenn nicht, wir müssen nicht alle Aspekte unseres Lebens wissenschaftlich erklären können. Es gibt Bereiche unseres Daseins, die sich der wissenschaftlichen Analyse entziehen. Das subjektive Wissen um den Zeitpunkt des eigenen Todes ist so ein Punkt, der nicht erklärt werden kann und aus meiner Sicht auch keiner Erklärung bedarf. Jeder, der nur alt genug ist, um das Ableben von Freunden oder Familienmitgliedern miterlebt zu haben, kennt solche Situationen: Die Großmutter, die im Sterbebett liegt, hält noch so lange durch, bis sie all ihre Kinder und Enkelkinder noch einmal gesehen hat. Dann erst kann sie in Frieden gehen. Doch nicht allen Menschen ist es vergönnt, friedlich zu gehen. Viele Menschen werden kurz vor Eintreten des Todes unruhig. Sie haben große Angst davor zu sterben und können nicht loslassen.

Wenn Menschen, die ich über einen Zeitraum betreut und begleitet habe, ihrem Ende entgegengehen, bitten sie mich mitunter an ihr Sterbebett. Ich habe das ein paarmal erlebt, und ich muss Ihnen sagen, dass diese Abschiede mit zu den schönsten Momenten meines bisherigen Lebens gehören. Oft haben die im Sterben liegenden Menschen ihre ganze Familie um sich versammelt, um im Kreise ihrer Lieben gehen zu können. Auch die Frau, von der ich Ihnen nun berichten möchte, hatte ihre Familie zu sich nach Hause gebeten, als sie so weit war, zu gehen. Schon als sie das erste Mal zu mir kam, hatte sie kaum noch Hoffnung, dass sie es schaffen würde, gesund zu werden. Nachdem sie nicht mehr kommen konnte, meditierte ich eine Zeitlang mit ihr im Krankenhaus. Manchmal fuhr ich zu ihr, und manchmal machten wir die Meditation über das Telefon. Als sie mich bat, sie auf ihrem letzten Weg zu begleiten, ging ich zu ihr nach Hause. Die Frau hatte große Angst vor dem letzten Schritt, obgleich sie wusste, dass es so weit war. Wir sprachen ganz offen darüber, dass sie sich darauf vorbereiten würde, ins Licht zu gehen. Ihr Mann, ihre Kinder und Enkel saßen um das Bett versammelt. Dann las ich das Gebet vor, so, wie ich das vor jeder Meditation tue:

Nur dieser Augenblick zählt.
Schließe die Augen. Öffne die Hände zu einer Schale. Stell dich offen, dem Licht zugewandt wie eine Mohnblüte. Sei dir bewusst, dass nur dieser Augenblick zählt. Du brauchst gar nichts zu tun.
Beobachte nur deinen Atem. Gottes Geist ist Lebensodem, Licht und Leben. Im Einatmen strömt das Licht des neumachenden Geistes in dich ein. Im Ausatmen lässt du das Licht in deinen ganzen Körper strömen.
Gottes Licht überflutet alle Elemente deines Körpers. Wie ein Kleid breitet es neues Leben aus.
Beobachte nur deinen Atem. Mach keine Pläne. Denk nicht über dich nach. Falls Gedanken nicht schweigen, so sprich ihnen im Geiste das Wort Licht *zu. Folge nur dem Atem und dem, was er in dir bewirkt.*
Bewerte nicht, was in dir geschieht. Lass es einfach geschehen.

Du hast alles, was du brauchst. Du bist offen für das Licht, das Gottes Geist heilend in dir lenkt, weit geöffnet für das, was es schafft. Vielleicht ahnst du jetzt, dass du gegenwärtig bist, weil der gegenwärtige Gott mit seiner Heilkraft in dir ist und heilend wirkt. Entscheide dich zur Freude in der Einheit mit Gott und allen Menschen. Danke Gott für seine Liebe zu dir.

Möglicherweise werden Sie sich wundern, warum ich ein und dasselbe Gebet spreche – in einem Fall für einen Menschen, der auf Heilung hofft und weiterleben möchte, und im anderen Fall für einen Menschen, der sich auf das Lebensende vorbereitet. Für mich bezieht sich Heilung nicht nur auf den Körper, sondern auch auf die Seele. Wenn ein Mensch Angst vor dem Tod hat, dann ist seine Seele oft unruhig. Das Licht, von dem im Gebet die Rede ist, durchstrahlt nicht nur unsere körperlichen Strukturen, sondern auch unsere Seele, mit dem Zweck, sie zu befrieden und zu heilen. Ich bin mehrfach in diesem Buch darauf eingegangen, dass Gesundheit ein ganzheitlicher Zustand ist, der nicht nur die körperliche Gesundheit umfasst, sondern auch den Zustand unserer Seele sowie unseres Geistes. Im Umkehrschluss bedeutet dies jedoch nicht, dass das körperliche Ende, das Versagen eines oder mehrerer Organe – was beispielsweise oft vorliegt, wenn ein Mensch an sogenannter Altersschwäche stirbt – mit seelischer Unruhe einhergehen muss.

Wir sprechen vom Seelenfrieden, den wir mit uns und mit anderen bzw. mit dem Leben machen. Gläubige Menschen lassen einen Geistlichen rufen, der mit ihnen betet, für die Vergebung ihrer Sünden und dafür, dass sie allen, die ihnen in ihrem Leben möglicherweise Unrecht getan haben, vergeben können. Sie tun das, damit sie gehen können in dem Wissen, dass alles bereinigt ist, was sie belastet hat. Das macht es ihnen leichter, loszulassen und in Ruhe aus dem Leben zu scheiden.

Das Leben ist eine überschaubare Zeitspanne, und jeder weiß, was es bedeutet, wenn man eine Zwistigkeit, einen Familienstreit oder was auch immer nicht beilegen kann: Der Unfrieden bleibt. Solche Auseinandersetzungen können beispielsweise im Traum Gestalt annehmen. Anderntags wundert man sich, warum man immer wieder von der Schwester oder einem guten Freund träumt, mit denen man seit Jahren kein Wort mehr gewechselt hat. Vermutlich deshalb, weil der aus einem Streit oder einer tiefsitzenden Verletzung resultierende Unfrieden unterschwellig da ist und die Seele belastet, solange das Problem nicht aus der Welt ist.

Dies bedeutet nicht zwangsläufig, dass man Kontakt zu einem Menschen aufnehmen muss, der einem so weh getan hat, dass man ihn nicht mehr sehen möchte. Man kann einem Menschen auch vergeben, ohne ihn anzurufen oder ihm von Angesicht zu Angesicht begegnen zu müssen. Man kann seinen Frieden mit einem Menschen machen, indem man ihm im Geiste vergibt, so wie man dies beispielsweise beim Beten tut. Im christlichen Sinn werden die eigenen Sünden vergeben, wenn man selbst die Sünden der anderen vergeben kann. Im *Vaterunser* heißt es: »... und vergib uns unsere Schuld, wie auch wir vergeben unsern Schuldigern ...«

Warum haben Menschen Angst vor dem Tod? Warum können und wollen sie nicht loslassen? Weil sie zu viele ungeklärte Probleme zurücklassen, die sie zeit ihres Lebens nicht klären konnten. Weil sie sich nicht von ihrer vertrauten Umgebung lösen können: von ihrer Familie, ihren Freunden, ihrem Besitz oder ihrer Arbeit. Diesen Lösungsprozess versuche ich unter anderem mit Hilfe des Gebets und der Maly-Meditation zu unterstützen, damit die Seele des Sterbenden zur Ruhe kommt und diese Welt loslassen kann. Wenn ein Mensch, wie jene Frau – deren Geschichte ich eingangs geschildert habe – im Kreis seiner Familie sterben möchte, dann will er sich von seinen Liebsten verabschieden. Man löst sich von den Menschen, die einem lieb waren und die einen im Leben begleitet haben. Gleichzeitig gibt man diesen Menschen die Möglichkeit, sich zu verabschieden. Natürlich sind alle traurig, mitunter ängstlich, weil die geliebte Oma oder Mutter bald gehen wird. Durch das Gebet und die anschließende gemeinsame Meditation werden die Angehörigen in die Lage versetzt, den Sterbenden los- und in Frieden ziehen zu lassen. Das heißt, das Gebet und die anschließende Meditation befrieden nicht nur die Seele des Sterbenden, sondern auch der Angehörigen.

Würden wir – so wie es in einigen Naturvölkern noch immer Brauch ist – den Tod als natürlichen Teil unseres Daseins betrachten und die Sterbenden – so wie es in dem Fall, den ich gerade beschreibe, geschehen ist – auf ihrem letzten Weg begleiten, hätten wir weniger Angst vor und weniger Probleme mit dem Tod. In gewisser Weise entsprach das, was diese Familie am Sterbebett ihrer Mutter erlebt hat, dem, was Menschen in Naturvölkern ganz selbstverständlich zelebrieren. Nachdem ich das Gebet verlesen hatte, haben wir alle gemeinsam – die im Sterben liegende Frau, ihre Familie und ich – meditiert. Den Visualisierungstext habe ich allerdings abgewandelt und der Situation des Ablebens wie folgt angepasst:

Und jetzt stell dir vor, dass über deinem Kopf ein heilendes göttliches Licht in dich einströmt. Dieses Licht strömt in dein Herz und breitet sich von dort aus liebevoll im ganzen Körper aus: es strömt in die Brust, in den Rücken, in die Arme, in den Bauch, in das

Becken, in die Beine. Stell dir vor, wie mit jedem Atemzug dieses heilende Licht in dein Herz strömt und sich bei jeder Ausatmung liebevoll im ganzen Körper ausbreitet, bis du schließlich ganz in dieses warme und liebevolle Licht eintauchst und ganz darin aufgehst.

Während ich meine Hände auf Kopf, Brust und Bauch der Sterbenden legte, spürte ich, dass sie immer ruhiger wurde, bis sie schließlich ihren letzten Atemzug getan hatte und ganz friedlich einschlief. In diesem Moment war der Raum von einer solchen Ruhe und friedvollen Stimmung erfüllt, dass es einem feierlichen Moment gleichkam. Die Familienangehörigen küssten einer nach dem anderen die Verstorbene. Danach umarmten sie sich und weinten. Aber es waren keine Tränen der Verzweiflung, sondern Tränen der Erleichterung. Sie alle konnten die Situation liebevoll annehmen und ihren Frieden mit der Tatsache machen, dass die Frau von da an nicht mehr Teil ihres Lebens sein würde. Sie dankten mir für diesen schönen Abschied, dafür, dass er nicht ansatzweise so schlimm gewesen sei, wie sie befürchtet hatten.

Aus späteren Gesprächen mit dieser Familie – und aus Gesprächen mit Angehörigen anderer Menschen, die ich auf ihrem letzten Weg begleitet habe – weiß ich, dass das gemeinsame Sterberitual ihnen auch die Angst vor dem eigenen Ableben genommen hat, weil sie gesehen haben, dass ihre Oma, Mutter oder Frau friedlich einschlafen konnte, ohne Angst und ohne Schmerzen.

Ich weiß allerdings auch von Menschen, die die Maly-Meditation mit ihrem Partner oder einem Familienmitglied zunächst gemacht haben, um deren Heilungsprozess zu unterstützen oder einfach nur die Lebensqualität zu verbessern, und dass sie später mit ihren Liebsten – als es dem Ende entgegenging – bis zum letzten Moment meditiert haben. Das heißt, diese Menschen haben das, was ich im Zusammenhang mit den bei Naturvölkern gebräuchlichen Ritualen in Erinnerung gerufen habe, umgesetzt: Sie haben ihre liebsten Menschen auf ihrem letzten Weg begleitet.

Erst unlängst erzählte mir eine junge Frau, deren Mutter krank war, dass die Mutter sie darum gebeten habe, mit ihr zu meditieren, und dass sie ferner darum gebeten habe, ihre Enkelkinder ans Bett zu bitten. Die Frau ist in der Meditation verschieden. Ihre Tochter war so dankbar dafür, dass sie ihrer Mutter diesen letzten Dienst erweisen und auf diese Weise von ihr Abschied nehmen konnte.

Im Kapitel Partner-Meditation bin ich darauf eingegangen, dass es für Angehörige und Partner oft unerträglich ist, wenn sie selbst nichts tun können, um das Leid und die Schmerzen des Kranken zu lindern. Über ähnliche Ohnmachtsgefühle sprechen Menschen, die einen Angehörigen zu verlieren drohen. Wenn – wie in dem eben geschilderten Fall – die Tochter selbst aktiv werden und ihre Mutter auf ihrem letzten Weg begleiten konnte, dann kann auch die Ohnmacht aufgelöst und in eine innere Genugtuung umgewandelt werden. Diese Frau konnte ihre Mutter in der Gewissheit gehen lassen, dass sie in der Stunde des Ablebens weder Schmerzen noch Angst hatte. Sie wusste, dass es so, wie es passiert ist, gut für ihre Mutter war. Was ihr bleibt, ist ein gemeinsamer Abschied, ein letztes Miteinander und Füreinander, etwas, das sie immer vor Augen haben wird im Gedenken an ihre Mutter.

Menschen, die einen geliebten Verwandten oder Freund verlieren, plagen sich oft mit Vorwürfen, weil sie nicht da sein konnten, als er von dieser Erde ging, weil sie eine halbe Stunde zu spät kamen, weil sie im Stau gestanden haben oder einen Termin nicht absagen konnten, der im Nachhinein absolut unwichtig gewesen ist. Sie leben dann oft mit einer Ungewissheit, weil sie nicht wissen, wie der Verstorbene das Ende erlebt hat, ob er Schmerzen hatte oder sich allein gefühlt hat. Ein besonders eindrückliches Erlebnis schilderte mir eine Frau, die mit ihrem Mann meditierte und ihm die Hände auflegte. Mitten in der Meditation sprach er plötzlich von dem Licht, einem Licht, das ihm noch nie zuvor so schön erschienen war. Er konnte sich regelrecht für das Licht begeistern, das er nicht müde wurde, mit Worten auszumalen. Es waren dies seine letzten Worte. Der Mann ist in den Armen seiner Frau eingeschlafen. Er ist, wie man sagt, ins Licht gegangen. Auch diese Frau hat den Moment voller Dankbarkeit erlebt. Sie hat ihrem geliebten Mann einen Abschied ermöglicht, der ihn voller Begeisterung aus dem Leben scheiden und sie daran teilhaben ließ.

Meine persönliche Krise mit der Maly-Meditation

Es kommt nicht oft vor, dass ich mit meiner Arbeit hadere und mich frage, ob das, was ich da tue und propagiere, nicht alles Selbstbetrug ist. Auch wenn ich sehe, dass Menschen heilen, und mir die Rückmeldungen von Angehörigen und Patienten zeigen, dass das, was ich tue, gut und wichtig ist, befallen mich bisweilen starke Selbstzweifel. Es sind Momente, in denen Menschen sterben, die mir wirklich ans Herz gewachsen sind. Der wohl schlimmste Moment war für mich der Tag, an dem meine Frau starb. Sie litt an einem inoperablen Bauchspeicheldrüsenkrebs. Nachdem ich über einen Zeitraum von etwa einem Jahr

Tag für Tag mit ihr meditiert hatte, war der Tumor laut PET-CT nicht mehr zu sehen. Sie lebte wieder komplett auf, begann Golf zu spielen und war aktiver als je zuvor. Etwa eineinhalb Jahre später erkrankte sie an einer doppelseitigen Lungenentzündung mit Rippenfellentzündung und Wasser in den Lungen. Sie bekam so hohes Fieber, dass ich sie in Holland, wo wir lebten, ins Krankenhaus bringen musste. Um die Lungen vom Wasser zu befreien, punktierten die Ärzte beide Lungen, und zwar so, dass die Lungenflügel kollabierten, das heißt, die Lungen sind buchstäblich zusammengefallen. Da meine Frau nicht mehr selbständig atmen konnte, bekam sie Sauerstoff. Die letzten zwei Wochen ihres Lebens habe ich sie zu Hause gepflegt. Ich habe mit angesehen, wie sehr sie litt und wie sie immer mehr abbaute. Sie starb letztlich an Herzversagen, weil ihr Herz die große Anstrengung der Beatmung nicht verkraftet hat.

Nach dem Tod meiner Frau geriet ich selbst in eine seelische Krise und wollte die Meditation nicht mehr weiterführen. Ich fragte mich, welchen Sinn es haben soll, dass meine Frau durch die Meditation vom Bauchspeicheldrüsenkrebs geheilt werden konnte – wohlbemerkt einer Krebsart, die als unheilbar gilt –, um dann an den Folgen einer vergleichsweise harmlosen Lungenentzündung zu sterben. Ich hatte damals das Gefühl, als hätte mich das Schicksal vorgeführt, und ich frage mich nach wie vor, warum einige Menschen heilen und andere nicht oder – wie im Fall meiner verstorbenen Frau – heilen und dann doch sterben müssen.

Es ist und bleibt eine Frage, auf die ich bis heute keine befriedigende Antwort gefunden habe. Dass ich damals nicht die Flinte ins Korn geworfen habe, ist in erster Linie den Ordensschwestern der Steyler Mission sowie ehemaligen Patienten zu verdanken, die mich darin bestärkt haben, meine Arbeit fortzusetzen.

Ich selbst weiß nicht, warum Menschen heilen und andere nicht. Deshalb kann ich Patienten grundsätzlich nicht versprechen, dass sie durch die Maly-Meditation heilen werden, denn das liegt nicht in meiner Hand. Alles, was ich sagen kann, ist, dass sich die Lebensqualität durch die Maly-Meditation verbessern lässt, dass Menschen die Angst vor ihrer Krankheit verlieren und wieder Zuversicht gewinnen. Patienten berichten, dass die Nebenwirkungen einer Chemotherapie deutlich abnehmen oder ganz abklingen. Multiple-Sklerose-Patienten können durch die Meditation wieder laufen und sind schmerzfrei. Mütter mit unerfülltem Kinderwunsch werden durch die Maly-Meditation endlich schwanger. Es gibt zahlreiche Fälle von Patienten, die wieder ganz gesund geworden sind oder seit vielen Jahren gut mit ihrer Krebserkrankung leben können, die arbeiten und ihren Hobbys nachgehen, ohne größere Einschränkungen. Doch es gibt auch die, die trotz Maly-Meditation sterben.

Warum Menschen heilen und andere nicht

Warum Menschen heilen und andere nicht, habe ich Frau Dr. Meißner gefragt. Das sind ihre Gedanken zu dieser existenziellen Frage:

Eine wichtige Rolle für Genesungsprozesse spielen die Erwartungen des Patienten an eine Therapie. So wurden in verschiedenen Studien zur Testung neuer Therapien die Patienten zu Beginn nach ihren Behandlungserwartungen gefragt, und diese wurden später mit dem Behandlungsergebnis in Beziehung gesetzt. Es zeigte sich, dass bei so unterschiedlichen Erkrankungen wie akuten und chronischen

Schmerzen, chronischer Bronchitis, Depression oder auch gutartiger Prostatavergrößerung die individuelle Erwartung in einem deutlichen Zusammenhang mit der Symptomverbesserung und dem Heilungsverlauf stand.

Ärzte und Therapeuten können die Erwartungen eines Patienten an eine Behandlung auch positiv beeinflussen, indem sie überzeugend zum Ausdruck bringen, dass sie selbst an einen Therapieerfolg glauben. Aus der Placeboforschung wissen wir, dass solche Suggestionen tatsächlich wirksam sind. So können positive Suggestionen in Verbindung mit einer Placebotherapie (also einer Therapie ohne wirksamen Inhaltsstoff) Schmerzen lindern, die Bewegungen von Parkinson-Patienten verbessern, Depressionen zum Abklingen bringen und sogar die Durchblutung der Herzkranzarterien beeinflussen. Wir verstehen heute immer besser die Vorgänge im Gehirn, die zu solchen Placeboeffekten führen. So geht eine Schmerzlinderung durch Placebo mit der Ausschüttung körpereigener Schmerzhemmstoffe im Nervensystem einher, während Verbesserungen in der Beweglichkeit von Parkinson-Patienten nach Placebogabe teilweise durch die Ausschüttung von Dopamin zu erklären sind, also genau des Botenstoffes, der bei diesen Patienten zu wenig vorhanden ist.

Wir scheinen eine Art körpereigene Apotheke im Kopf zu haben, die durch Worte von Mitmenschen, Ärzten und Therapeuten aktiviert werden kann, so dass Selbstheilungsprozesse in Gang gesetzt werden. Leider können Symptome durch Suggestionen nicht nur positiv, sondern auch negativ beeinflusst werden. Wenn beispielsweise ein Arzt den Patienten darüber aufklärt, dass nach Absetzen eines Medikaments akute Schmerzen (z. B. nach einer Operation) wieder zunehmen können, tritt dies tatsächlich schon deshalb ein, weil der Patient eine Schmerzzunahme erwartet. Wir wissen heute, dass bei solchen sogenannten »Noceboeffekten« Stress und Angst eine Rolle spielen. Diese Gefühle greifen über die Ausschüttung von Botenstoffen in die Schmerzverarbeitung ein und führen zu einer Schmerzzunahme. Negative Suggestionen können auch Symptome hervorrufen, die vorher gar nicht vorhanden waren. So konnte gezeigt werden, dass bestimmte Nebenwirkungen von Medikamenten nur deshalb auftreten, weil der Patient sie aufgrund des Aufklärungsgesprächs seines Arztes erwartet.

Patienten mit lebensbedrohlichen Erkrankungen wie Krebs bekommen häufig negative Botschaften zu hören, im schlimmsten Fall die, dass sie nicht mehr lange zu leben haben. So sehr diese Aussagen der Statistik entsprechen mögen, im Patienten wirken diese Botschaften wie negative Suggestionen, durch die sich Angst, Stress und Gefühle der Hilflosigkeit weiter verstärken können. Wir wissen heute auch, dass Gefühle wie Stress und Angst das Immunsystem negativ beeinflussen können, vor allem wenn diese Gefühle über einen längeren Zeitraum bestehen. So zeigten beispielsweise Studierende, die vor einer Prüfung unter Angst, Nervosität und Aufregung litten, eine deutliche Beeinträchtigung ihrer Immunfunktionen, die bei Studierenden mit chronischen Belastungen (z. B. durch Einsamkeit oder kritische Lebensereignisse) noch ausgeprägter waren. Stressbedingte Änderungen des Immunsystems können wahrscheinlich auch erklären, warum Krebspatienten von psychosozialen Interventionen profitieren. So konnte schon in den achtziger Jahren des letzten Jahrhunderts festgestellt werden, dass sich das Überleben von Krebspatienten im fortgeschrittenen Stadium, die an einer Gruppen-Psychotherapie teilnahmen, um mehr als zwei Jahre gegenüber einer Kontrollgruppe verlängerte. Die Therapie ermöglichte unter anderem einen intensiven Austausch mit anderen Betroffenen und vermittelte ein Gefühl von Sicherheit und sozialer Unterstützung.

Die bisherigen Erkenntnisse der Forschung lassen also Schlüsse dahin gehend zu, welche psychologischen Faktoren einen Heilungsprozess positiv oder negativ beeinflussen können. Die Frage, warum beim einen Krebspatienten letztlich eine Heilung einsetzt und beim anderen nicht, kann derzeit noch nicht zufriedenstellend beantwortet werden. Es scheinen aber sowohl biologische als auch psychologische Faktoren eine Rolle zu spielen.

Auch an Prof. Walach habe ich die Frage gerichtet, sie jedoch um einen Zusatz erweitert: Ich wollte wissen, welche Rolle die jeweilige Erwartungshaltung des Kranken sowie der ihn umgebenden Menschen spielt, und wollte wissen, ob eine Negativprognose – ganz gleich, ob vom behandelnden Arzt ausgesprochen oder im Familienkreis hinter vorgehaltener Hand – den Heilungsprozess negativ beeinflussen kann. Das sind seine Gedanken dazu:

Genauso wie positive Haltungen positive Zirkel in Gang setzen, können negative Haltungen auch Teufelskreise in Gang setzen. Was wir erwarten, hat die Tendenz, eher einzutreten. Wer Katastrophen erwartet, befeuert sie. Insofern sind negative Prognosen immer auch zunächst untherapeutisch, wenn sie nicht mit der entsprechenden Offenheit kommuniziert werden, die ihnen immer anhaften. Es ist ein Unterschied, ob man gesagt bekommt: »Ihre Lebenserwartung ist, statistisch gesehen, sechs Monate«, oder ob man hört: »Die Hälfte aller Patienten mit Ihrer Erkrankung lebt damit noch länger als sechs Monate, und nicht wenige sind sogar noch viele Jahre am Leben.«

13
Erfahrungsberichte

Auf den folgenden Seiten kommen Menschen zu Wort, die die Maly-Meditation praktizieren oder praktiziert haben. Sie schreiben darüber, wie es ihnen damit ergangen ist, inwiefern es ihren Heilungsverlauf beeinflusst oder sie einfach nur aufgebaut hat. Aber lesen Sie selbst:

»Am zweiten Weihnachtsfeiertag 2010 bemerkte meine Familie eine Gelbfärbung meiner Augen. Ich selbst fühlte mich manchmal abgeschlagen, aber nicht krank und hatte keinerlei Beschwerden, außer ein wenig Appetitlosigkeit. Nach einem dreiwöchigen Krankenhausaufenthalt im Januar 2011 mit umfangreichen Untersuchungen wurde bei mir ein bösartiger Tumor der Gallengänge und der Leber festgestellt. Ich erhielt zu diesem Zeitpunkt einen Kunststoffstent eingesetzt, der den Abfluss der Gallenflüssigkeit gewährleistet und nunmehr zum vierten Mal (etwa alle zwölf Wochen) gewechselt wurde. Am 7. Februar 2011 wurde in einer circa fünfstündigen Operation im Universitätsklinikum versucht, den Tumor zu entfernen, was aber aufgrund der Größe und der Lage leider nicht gelang. Bei Entlassung aus dem Krankenhaus wurde meiner Lebensgefährtin prognostiziert, dass ich nur noch eine sehr kurze Lebenserwartung hätte, unter Hinweis darauf, die notwendigen Vorkehrungen für meine Pflege zu treffen. Ich selbst war zu diesem Zeitpunkt gar nicht in der Lage, die ganze Tragweite der Erkrankung und ihrer Folgen abzuschätzen; hatte noch wochen- und monatelang mit den Folgen der doch großen Operation zu kämpfen. Außerdem trat circa eine Woche nach der OP mit steigender Tendenz Aszites (Bauchwasser) auf, was mir zusätzlich zu schaffen machte und zunächst wöchentlich punktiert werden musste. Anfang April 2011 erhielt ich dann eine Drainage, worüber das Bauchwasser in einen Beutel (mehrere Monate bis zu 16 Liter wöchentlich!) abgelassen wurde und der täglich unter spezifischen Desinfektionsbedingungen gewechselt werden musste. Dies stellte für mich eine zunehmende physische und psychische Belastung dar. Ab Ende Februar 2011 erhielt ich eine palliative Chemotherapie mit Cisplatin und Gemcitabin (Turnus: wöchentlich 1 x, 1 x, 1 Woche Pause). Die Nebenwirkungen werden jedem Krebspatienten allgegenwärtig sein.

Nun fing ich an, darüber nachzudenken, ob ich nicht selbst dieser Krankheit die Stirn bieten und mir eventuell außerhalb der Schulmedizin Hilfe holen könnte. Dabei kam mir der Zufall in Form der Sendung *Das Geheimnis der Heilung* zu Hilfe. Sofort nahm ich Kontakt zu Herrn Maly auf und vereinbarte einen ersten Termin. Mein Allgemeinzustand war mehr als schlecht, bedingt durch die Chemotherapie, den noch nicht abgeschlossenen Heilungsprozess nach der Operation, Bauchwasser etc. Die Reise (ca. 580 Kilometer von meinem Heimatort entfernt) war also beschwerlich und trotzdem voller Erwartungen. Und gerade diese Erwartungen erfüllten sich bereits nach der ersten Meditation bei Herrn Maly. Ich wusste nun den Weg für mich, und wir hatten eine Anleitung mitgenommen, wie wir gemeinsam mit meiner Partnerin aktiv werden können. Die täglichen Meditationen (an circa fünf Tagen pro Woche) sind inzwischen für uns zu einem festen Ritual geworden. Nun muss ich erläutern, dass ich sehr gut in der Lage bin, dieses heilende Licht in mir wirksam werden zu lassen; mich während der Zeit der Meditation ganz auf meinen Körper und meine Seele konzentrieren zu können und damit auch Veränderungen wahrnehmen zu können, die es inzwischen gegeben hat.

Die Schulmediziner, die sich nie mit alternativen Heilverfahren außerhalb ihres eigenen Bereiches beschäftigt haben, werden sicher hierin keinen Sinn oder keine Wirkung sehen, weil sie wissenschaftlich nicht bewiesen, das heißt »nicht greifbar« ist. Wir meditieren jetzt über neun Monate regelmäßig, und es haben sich Entwicklungen im Krankheitsverlauf ergeben, die ich kurz darlegen möchte: Der Tumor hat sich von ca. 6,5 x 5 x 4,2 cm Größe auf ca. 4,5 cm (laut letztem CT-Befund) im Durchmesser verkleinert. Das Bauchwasser ist seit Ende Oktober 2011 gänzlich verschwunden, was kein Arzt für möglich gehalten hätte. Die zum Abfluss im April 2011 gelegte Drainage konnte Ende November 2011 wieder entfernt werden, was laut Aussage meiner Ärzte vorher bei noch keinem Patienten in diesem Tumorstadium vorgekommen ist. Damit sind auch die ständig auftretenden, mit hohem Fieber einhergehenden Infektionen nicht mehr aufgetreten.

Ich habe mich seit Monaten intensiv damit beschäftigt, welche Möglichkeiten der Heilung es für mich gibt, und bin zu wichtigen Erkenntnissen gelangt: Zuerst muss ich mich selbst und meine Einstellung zu vielen Dingen ändern. Es ist nicht so einfach, wie oft behauptet wird, dass man »einfach sein Leben umstellt«, sondern man muss sich im Klaren sein, wo eventuelle Ursachen des Ausbruchs von Krebs in einem selbst zu suchen sind (außer den sicher sehr relevanten Umwelteinflüssen etc.), ohne sich natürlich Schuldvorwürfe zu machen, und vor allem, was man jetzt selbst tun kann, der Krankheit die Stirn zu bieten, wenn die Schulmedizin nichts mehr oder nicht mehr viel anzubieten hat. So bin ich auf diesem Weg auch auf die Lehren der alten chinesischen Medizin gestoßen und habe in einem für mich unverzichtbaren Buch viele Zusammenhänge zwischen Seele, Geist und Körper entdeckt, die ich vorher nicht kannte. Die in dem Werk enthaltenen ganz konkreten Übungen praktiziere ich inzwischen neben der Maly-Meditation mehrmals täglich. Für sehr wichtig halte ich die Erkenntnis, dass die Seele an erster Stelle steht. Ich bin heute sogar in der Lage, meine eigene Seele zu sehen. Es sind alles jahrhundertealte, bewährte Heilmethoden, die schon immer neben der Schulmedizin bestanden und Erfolg brachten.

Auch bin ich der Meinung, da ich selbst keiner Religionsgemeinschaft angehöre, dass Religiosität nicht das entscheidende Kriterium ist, sondern die Erkenntnis, dass sich in unserem Universum Dinge ereignen und Mechanismen wirken, die wir mit unserem Verstand allein nicht erklären und deuten können. Der Weg der Heilung zieht sich wie ein roter Faden durch das Leben, indem wir glauben (egal an wen oder was) und in die Kraft unserer Seele, unseres Körpers und unseres Geistes vertrauen. Für mich hat sich hier ein Kreis geschlossen. Die Herangehensweise ist sicher etwas unterschiedlich, aber eines haben alle Methoden gemeinsam: Es gilt, sich auf sich selbst zu besinnen, seinen Körper bewusst wahrzunehmen, die heilende Wirkung von Licht einzusetzen und sich klarzumachen, dass es Energien gibt, die man nicht sehen und räumlich wahrnehmen, aber spüren kann; die einfach vorhanden sind. Und genau dies ist mir ganz stark in einer Sitzung bei Herrn Maly passiert. Ich habe durch das Handauflegen eine sehr große Hitze an meiner Stirn gespürt. Das war für mich der Beweis, dass Energie tatsächlich übertragen wird. Am Beginn meines Heilungsweges habe ich fest an die dargelegten Zusammenhänge geglaubt. Heute kann ich sagen, ich weiß, dass es so ist. Man muss selbst etwas tun. Sich auf andere verlassen, denke ich, funktioniert nicht; auch nicht alleinige Sitzungen bei Herrn Maly (und damit das »Delegieren« der Heilung), ohne selbst zu Hause zu meditieren und sich während der Sitzungen passiv zu verhalten, das heißt abzuwarten, was jetzt wohl passiert. Das Hier und Jetzt, sich auf die Heilung zu konzentrieren, erscheint mir wesentlich. Die Ärzte machten mir Anfang Dezember 2011 erneut deutlich, dass sie keine anderen Behandlungsmöglichkeiten für mich sehen, außer einer eventuellen palliativen Chemotherapie – und das, obwohl der Tumor sich verkleinert hatte, und mit der Aussicht, dass sich mein Allgemeinzustand durch die Chemotherapie wieder verschlechtern würde. Dies habe ich bewusst und im Glauben an die eigene Kraft und die heilende Wirkung des Lichts abgelehnt. Es ist nicht etwa so, dass ich gegen jegliche schulmedizinische Behandlungen bin. Sondern erst durch die prognostizierte Ausweglosigkeit habe ich mich auf meinen eigenen Weg begeben. Und ich habe leider, bei aller Hochachtung gegenüber ärztlichen Leistungen und heutigen Behandlungsmöglichkeiten, feststellen müssen, dass sich die Aussagen der Mediziner teilweise sehr widersprechen und man als Patient einem Arzt auf Augenhöhe begegnen muss und sich nicht genieren darf, die Fachsprache in »normales« Deutsch übersetzen zu lassen.

Hierbei hat mir in all den Monaten ein verwandter Arzt unwahrscheinliche und liebevolle Hilfe und Zuspruch zuteilwerden lassen. Der häufige Ärztewechsel in der Klinik, in der ich behandelt wurde, macht mir zusätzlich zu schaffen. Ich bin mir nicht mehr sicher, ob es vielleicht gar nicht gewollt ist, ein

echtes Vertrauensverhältnis zwischen Arzt und Patient aufzubauen, und ich würde mir wünschen, dass Schulmediziner sich
offen gegenüber anderen Heilmethoden zeigen und Dinge akzeptieren, die sich wissenschaftlich nicht bis zuletzt belegen lassen. Und Patienten Hoffnung zu geben, auch wenn sie nur klein
zu sein scheint, die aber überlebenswichtig ist. Gerade in dieser
Woche, wo ich diese Zeilen schreibe, stellte sich ein erneutes
Erfolgserlebnis ein: Aufgrund des (nicht erwarteten?) Verlaufs
der Erkrankung wollen die Ärzte nun doch eine Radiofrequenz-
ablation der Stenose (Verengung des Gallenganges) durchführen, um mir eventuell sogar den liegenden Stent entfernen zu
können. Ich möchte allen Erkrankten Mut machen und raten,
sich selbst auf den Weg der Heilung zu begeben. Herr Maly ist
hierbei eine große Hilfe und bietet eine sehr gute Anleitung. Ich
danke ihm für seine Hilfe.«

Rolf Bittner, Kodersdorf bei Görlitz

»Ich war gerade 30 Jahre alt, da traf mich die Diagnose Brustkrebs. Genau genommen stellte ich den Krebsknoten in meiner
rechten Brust selber fest. Da ich ein halbes Jahr zuvor schwanger
gewesen war, hatte der Arzt meinen ersten Hinweis auf diesen
Knoten als »Spätfolge« dieser Schwangerschaft abgetan. Als sich
dann die Haut über der Stelle einzog, wurde die Diagnose Brustkrebs gestellt, der Knoten herausoperiert, die Brust verkleinert
und die linke angepasst, alles in einem Eingriff. Die Lymphknoten waren nicht befallen, aber der Tumor wurde als recht aggres-
siv eingestuft. Es folgte das übliche Programm: Bestrahlung,
dann Chemo. Danach war dann plötzlich Ruhe. Keine Medikamente, keine Eingriffe, keine Arzttermine, nur die übliche
Nachsorge. Das ist jetzt 20 Jahre her. Vor zwei Jahren wurden
dann per Zufall kleine Metastasen in den Knochen, der Lunge

und den Lymphknoten im Brustraum festgestellt. Aus heiterem Himmel, ohne jede Vorwarnung, aber auch ohne Schmerzen oder andere Beschwerden. Seitdem werde ich palliativ mit Anti-Hormonen behandelt. Mir geht es gut, die Tumormarker sind knapp über dem Normbereich. Außer der schulmedizinischen Behandlung mache ich alle acht Wochen eine Fiebertherapie, die mein Immunsystem trainiert, und dann ist da auch die Meditation.

Vor einem Jahr sah eine Freundin den ARD-Film *Das Geheimnis der Heilung* mit Wolfgang Maly. Sie überredete mich, ihn aufzusuchen. Er war auch ganz in meiner Nähe, so dass ich einen Termin vereinbarte. Wir haben uns von Anfang an gut verstanden. Als ich alleine zu ihm kam, fragte er nach meiner Begleitung, denn schließlich wollte er einem Mann, Freund, einer Freundin oder Schwester die Meditation zeigen. Ich war aber alleine und wollte auch niemanden dabeihaben. Letztlich ist es meine Sache, mit dem Krebs zu leben, ihn zu verwandeln oder auch an den Folgen dieser Krankheit zu sterben. Ich sage auch nie »mein Krebs«, so vertraut sind wir nicht miteinander, obwohl er wohl schon seit mehr als zwei Jahrzehnten in mir ist, wie die Ärzte mir erklärt haben. Die Maly-Meditation tat und tut mir gut. Für mich ist es absolut und gut möglich, sie zu Hause alleine zu machen. Morgens oder abends, wenn ich schläfrig im Bett liege, dann nehme ich beide Hände übereinander und lege sie in die Mitte auf meine Brust. Ich bin davon überzeugt, dass die heilende Energie ihren Weg schon dahin findet, wo sie gebraucht wird. Für mich ist die Zeit zwischen Schlafen und Aufwachen oder Einschlafen und Schlaf sehr wichtig, dann – so ist mein Gefühl – ist der »Zugang« zu meinem Unterbewusstsein frei, da sind noch nicht so viele Gedanken in meinem Kopf, die mich stören oder ablenken, da öffnet sich mein Sein dieser

Energie, die auch aus meinen Händen strömt. So an die zwanzig Minuten liege ich dann still da und »bin bei mir«. Diese Zeit hilft mir, Kräfte zu tanken. Denn mit Krebs, mit dieser Krankheit zu leben, ist eine doppelte Anstrengung. Einmal sind da oft die bangen Fragen: »Wie lange geht das noch so?«, »Was kann, soll, muss ich tun?« und so weiter. Und dann sind da aber auch die vielen mitleidigen Blicke, die Ängste, Vorurteile und Urteile der anderen Menschen.

Eigentlich reicht schon der erste Teil für einen Kranken aus, doch der zweite Teil und die ganzen negativen Emotionen und Energien, die aus der Gesellschaft, den Medien und auch in den Kliniken und Krankenhäusern kommen, fordern noch mehr zusätzliche Kraft und Anstrengung. Das ist den meisten, die diese Krankheit nicht haben, sicherlich nicht bewusst, und es ist auch bestimmt alles nicht so und schon gar nicht böse gemeint, aber ich empfinde das pauschale Todesurteil der Gesellschaft für Menschen, die diese Diagnose bekommen, als Schlag ins Gesicht. Da wird alles und jeder über einen Kamm geschert. Hoffnung, Wunder – dafür ist kein Platz. Der mich behandelnde Onkologe sagte einmal zu mir, dass Krebs nicht eine Krankheit sei, Krebs sind hunderte unterschiedliche Krankheiten, die alle individuell und besonders angeschaut und behandelt werden müssen und können. Und dabei ist ein Standbein der Behandlung auch so etwas wie die Maly-Meditation. Sie heilt ein Stückchen die Seele, gibt Kraft und Ruhe – zum Leben, Überleben und auch zum Sterben, wenn es denn einmal so weit ist. Es ist aus meiner Sicht auch kein Kampf, den ich kämpfe! »Sie hat den Krebs besiegt«, »Er hat den Kampf gegen den Krebs verloren«, all solche Sätze, Überschriften und gesellschaftlichen Glaubenssätze machen mir als Betroffene das Leben sehr viel schwerer als nötig. Auch aus diesem Grunde finde ich es richtig und gut, dass

Wolfgang Maly mit Ärzten, Schwestern, Pflegern und Seelsorgern zusammenarbeitet, um Mut zu machen, diese Krankheit als das zu sehen, was sie ist: Eine Krankheit, gegen die die Schulmedizin noch keine ultimative Pille gefunden hat, eine Krankheit aber, die die meisten Menschen überleben, mit der sehr viele Menschen leben – oft eine sehr lange Zeit, und eine Krankheit, die, egal in welchem Stadium sie ist, geheilt werden kann von Kräften, die in jedem Menschen stecken. Heilung ist immer möglich. Heilung geschieht. Davon bin ich überzeugt. Anhalten in diesem Kreislauf von Arztterminen, Therapie, Hoffen und Bangen; anhalten ist eine Lösung, die jedem Kranken helfen kann.

Für mich ist die Maly-Meditation ein solcher Haltepunkt, anhalten und das Leben hier und jetzt, in diesem Moment leben. Als ich vor 20 Jahren zum ersten Mal an Krebs erkrankte, war die Krankheit nicht früherkannt; meine Aussichten standen damals 50 zu 50. Ich habe damit gelebt, Karriere gemacht, habe gelacht, geweint, gefeiert und getrauert – das ganze Spektrum Leben gelebt. So bin ich über 50 Jahre alt geworden. Ich vertraue meinem Körper, dem Immunsystem, der Kraft der Meditation und meiner Seele. Und wenn irgendwann dieses Leben hier auf der Erde, in diesem Körper zu Ende geht, dann wird es auch die Kontemplation, die Meditation, mein Selbst sein, die mir helfen, die letzten Schritte zu gehen. Sie wollen leben? Dann leben Sie!«

D. P. aus Gütersloh

»Im Mai 2011 unterzog ich mich einer Operation der Bauchspeicheldrüse. Ich hatte Glück im Unglück: Der Tumor konnte komplett entfernt werden, und es hatten sich keine Metastasen gebildet. Allerdings setzten mich die Ärzte davon in Kenntnis, dass ich mit einem Rückfall rechnen müsse, da sich der Bauch-speicheldrüsenkrebs in den meisten Fällen wieder bildet. Die Statistik, die mir mein Onkologe präsentierte, lautete: mit Chemotherapie liegt die Rückfallwahrscheinlichkeit bei 75–80 % und ohne Chemotherapie bei 85–90 %; keine berauschenden Aussichten. Also unterzog ich mich der Chemo, in der Hoffnung, das Risiko um statistische 10 % zu verringern. Doch das Restrisiko blieb und mit ihm die Angst.

Ich suchte nach Alternativen, um den Krebs zu 100 % aus meinem Leben zu verbannen. Ich fühlte mich zu jung und war viel zu lebenshungrig, als dass ich mich damit hätte abfinden wollen, in absehbarer Zeit zu sterben. Ich war gerade einmal 52 Jahre alt und wollte verdammt noch mal leben. Durch Bekannte erfuhr ich von Wolfgang Maly und seiner Heilmeditation. Anfang Oktober 2011 fuhr ich zu ihm nach Augsburg. Nach dem Treffen waren meine Zweifel verstummt. Ich wusste, dass der Tumor nicht zurückkehren und ich gesund bleiben würde. Wenige Tage später stand eine Kontrolluntersuchung an. Eigentlich hätte ich ängstlich sein müssen; schließlich ist es immer ein fürchterlicher Nervenkitzel. Doch ich war mir absolut sicher, dass ich nach wie vor krebsfrei sein würde, dass die statistischen 80 % nichts mit meinem Leben zu tun haben würden. Und genau so war es: Keine Tumorzellen, keine Metastasen, gesund! Ich wusste, dass ich auf dem richtigen Weg war und hielt daran fest.

Die noch ausstehenden Chemogaben konnte ich nicht mehr in Anspruch nehmen, weil ich Probleme mit den Venen bekam. Ich widmete mich verstärkt meinem wieder gewonnenen Leben, das um eine Komponente reicher geworden war: die Maly-Meditation. Früher war ich immer auf Achse; beruflich wie privat. Für meinen Geschmack hätte der Tag 50 Stunden haben können. Heute nehme ich mir die Zeit zu meditieren. Gut, jeden Tag schaffe ich es nicht, aber fünfmal die Woche sicher. Dann meditiert meine Partnerin mit mir. Sie legt mir die Hände auf, dort, wo der Tumor saß. In diesen Augenblicken fühle ich mich geborgen und werde ganz ruhig. Sie hilft mir dabei, wieder ganz gesund zu werden. Diese Momente, die wir zusammen in der Meditation verbringen, haben uns zusammengeschweißt. Wer jemals so etwas gemeinsam durchgestanden hat, den kann in diesem Leben so schnell nichts mehr umwerfen. Alle zwei Wochen besuche ich Wolfgang Maly in Augsburg und meditiere mit ihm zusammen. Ich weiß mich gut aufgehoben und begleitet, und dafür bin ich sehr dankbar.«

P. B. aus Salzburg

»Mein Sohn Peter hätte am Heiligen Abend 2011 seinen 51. Geburtstag begangen. Er war zeit seines Lebens schwerbehindert. Mein Mann und ich haben ihn liebevoll gepflegt. Obwohl wir beide schon über 70 sind, haben wir keine Pflegeunterstützung in Anspruch genommen. Wir wollten unseren Peter allein betreuen, weil er unser Ein und Alles war und weil wir auch die Kraft und den Willen dazu hatten. Durch das ständige Sitzen und Liegen hatte Peter schon seit längerem Probleme mit der Lunge. Er hustete ständig. Kurz vor Weihnachten mussten wir ihn ins Krankenhaus bringen, weil sich sein Zustand stark verschlechtert hatte und wir Angst bekamen. Da unser Peter sehr schlechte Venen hatte, und die Ärzte deshalb keine Kanüle in seine Venen stechen konnte, wollten sie ihn in die Halsschlagader stechen, um ihn besser mit Sauerstoff versorgen zu können. Das haben wir jedoch abgelehnt, denn wir wollten unserem Sohn diese Quälerei ersparen. Am 21. Dezember ging es ihm dann so schlecht, dass ich Angst bekam, er würde sterben. Er hatte Fieber und atmete ganz hektisch. Ich war so nervös und ängstlich. Meine Angst und Sorge um meinen Peter wurden immer größer.

Zusammen mit meiner Nichte hatte ich die Idee, Herrn Maly anzurufen. Wir waren beide glücklich über diesen Einfall. Ab und zu fahre ich zusammen mit meiner Nichte zu Herrn Maly. Seine angenehme, ausgeglichene und ruhige Art, Menschen zu beruhigen und ihnen die Kraft zu geben, den Alltag zu meistern, hat auch uns immer wieder aufgebaut. Also baten wir Herrn Maly darum, eine Fernmeditation mit Peter zu machen. Herr Maly sagte auch sofort zu, Donnerstag nachmittags in der Klinik um 15:00 Uhr anzurufen. So kam es dann auch. Herr Maly rief mich in der Klinik, an Peters Krankenbett, an. Er sprach das Gebet, so wie er es immer tut. Ich hielt den Telefonhörer an Peters Ohr, damit er Herrn Malys Stimme hören konnte. Dann führte Herr Maly uns in die Meditation ein und legte schließlich den Telefonhörer auf. Mein Mann und ich standen an Peters Bett. Wir legten ihm die Hände auf Brust und Bauch und beteten. Herr Maly, der zu dieser Zeit in München war, betete für Peter und stellte sich vor, wie das heilende Licht durch Peters Körper fließt. Peter wurde zusehends ruhiger. Auch sein Atem wurde gleichmäßiger. Wir spürten alle eine Erleichterung.

Am gleichen Nachmittag kamen unbeabsichtigt und nicht verabredet seine drei Cousins und seine Cousine vorbei, um ihn zu besuchen. Wir saßen alle gemeinsam um Peters Bett und waren irgendwie zufrieden, denn Peter ging es schon so gut, dass wir dachten, wir könnten ihn wieder mit nach Hause nehmen. Gegen 22:00 Uhr ging meine Nichte nach Hause und sagte: »Heute kann ich beruhigt schlafen.« Ich habe mich in dieser Nacht zum ersten Mal für drei Stunden hingelegt. Um 02:30 Uhr bin ich aufgewacht, habe mich an Peters Bett gesetzt und erzählt. Um 03:00 Uhr ist Peter aufgewacht und hat mich angeschaut. Ich habe mich so darüber gefreut und gesagt: »Peter, jetzt gebe ich dir was zu trinken und dann wasche ich dich.« Ich drehte mich um und holte alles. Aber das Wasser konnte Peter nicht mehr trinken. Kurze Zeit später, um 03:30 Uhr ist mein Peter eingeschlafen. So furchtbar es auch ist: ich bin Gott und Herrn Maly dankbar, dass er in Frieden gehen konnte und keine Angst hatte, ersticken zu müssen.«

W. Dietrich, Mettmann

»Ich war auf der Suche. Etwas musste geschehen, etwas Grundlegendes musste sich in meinem Leben verändern; etwas, das mich zur »inneren Ruhe« kommen lässt, mit meinen Ängsten, der Verzweiflung, dem Hadern besser umgehen lässt. Abschalten vom erdrückenden Alltag, positive Gedanken in die Zukunft gerichtet, sich aufgefangen fühlen, kurzum eine Form von Sicherheit, um mit der mir völlig neuen Situation umgehen, sie annehmen und mit ihr leben zu können. Wie sollte das geschehen? Wie kommt man zur »inneren Ruhe«? Wie funktioniert »aktives Abschalten«?

Im vollen Leben – beruflich und privat – hatte mich die Diagnose Bauchspeicheldrüsenkrebs getroffen und paralysiert, und sie drohte mich aus der Bahn zu werfen. Nichts war mehr so in meinem Leben, wie es zuvor war. Durch einen Hinweis entdeckte ich glücklicherweise den Film *Das Geheimnis der Heilung*. Als der Beitrag mit Herrn Maly kam, wurde ich sehr neugierig und dachte, dass die Meditation bei der Bewältigung meiner Stressprobleme helfen könnte. Aber wie funktioniert Meditation? Wie kann ich meditieren erlernen? Ich brauchte einen Lehrer, Therapeuten der mich mit diesem Medium vertraut machte und anleitete. So nahm ich Kontakt zu Herrn Maly auf.

Am Anfang hatten wir einen 14-tägigen Meditationsrhythmus. Eine Person meines Vertrauens begleitete mich, lernte die Entspannungstechnik ebenfalls, um zu Hause die Meditation mit mir durchzuführen. Mittlerweile treffe ich Herrn Maly alle drei Wochen. Zu Hause meditiere ich circa zwei- bis dreimal wöchentlich nach der Maly-Therapie zusammen mit meinem Partner sowie täglich alleine.

Objektive Aspekte der Maly-Meditation:
- Die Einheit von Therapeut und Patient vermittelt ein hohes Maß an Vertrauen.
- innere Ruhe und Geborgenheit während der Therapie
- Sich-fallenlassen-Können
- Sicherheit
- Die Meditation auch ohne Therapeuten durchführen zu können.
- Die Gespräche vor und nach der Meditation. Die gesundheitlichen Probleme werden verstanden, ich fühle mich nicht alleine.
- Motivation und brauchbare Tipps von Herrn Maly bezogen auf die Erkrankung

Subjektive Empfindungen der Maly-Meditation:
- Ich trete während der Sitzung mehrfach in eine tiefere Ebene des Unterbewusstseins ein.
- große Entspannung
- innere Ruhe
- totales Abschalten
- Wahrnehmung von verschiedenen Farben wie Blau, Gelb, Weiß, Violett

Nach der Meditation setzt meistens eine Müdigkeit ein. Oft möchte ich nicht zurück in die Realität, jedoch fühle ich mich im Anschluss erfrischt und fit. Neben anderen Maßnahmen, die ich für meine Heilung ergriffen habe, ist die Maly-Meditation ein fester, wichtiger Baustein in meinem Leben geworden.«

Senta W.-A., Unna

»Bei Wolfgang Maly hatte ich das Gefühl, ganz nah bei mir zu sein, ganz eins mit mir, meinem Körper, und auch meine Seele zu spüren. Ich fühlte mich ruhig, leicht und frei. Es herrschte ein Gefühl des unendlichen Friedens in mir. Außerdem wurde mir unter der Berührung seiner Hände ganz warm. Danach war ich glücklich und zufrieden mit der Welt. Irgendwie dachte ich, alles wird gut. Ich habe mich so geborgen und aufgehoben gefühlt. So unbeschwert und sorglos mag man sich wohl im Himmel fühlen! Alle Last war weg von mir. Es gab keine Probleme und Beschwerden mehr, dafür eine Art Seligkeit. Ich hatte das Gefühl, als wäre mein Körper plötzlich breiter und viel größer. Irgendwie war es, als wäre mein Arm ganz weit weg und viel länger und als hätte ich noch mehr Arme. Ich bin gesund und habe Wolfgang Maly eher aus Interesse besucht, nicht weil ich mir dadurch körperliche Heilung versprochen hätte.«

Alexandra Kordas, München

»Ich lebe in den Niederlanden. Seit April 2010 mache ich die Maly-Meditation. 2008 wurde ich schwer krank. Mein Immunsystem war stark geschwächt, und ich litt unter heftigen Bauchschmerzen. Der Hausarzt vermutete ein Magengeschwür. Nachdem die Medikamente, die er mir verordnet hatte, keine Wirkung zeigten, bestand ich auf einer Einweisung ins Krankenhaus. Dort wurde am 4. März 2009 ein Tumor in der Bauchspeicheldrüse entdeckt, der jedoch nicht operiert werden konnte. Die Ärzte sagten mir, dass mir nicht mehr als drei Monate Lebenszeit bleiben würden. Aber das wollte ich so nicht akzeptieren.

Eine Bekannte, die ebenfalls unter Bauchspeicheldrüsenkrebs litt und der man in Holland auch nicht zu helfen wusste, empfahl mir Professor Waldemar Uhl vom Uniklinikum Bochum. Daraufhin suchte ich ihn auf und ließ mich im April 2009 von ihm operieren. Leider konnte der Tumor nicht entfernt werden, weil er bereits mit zu vielen Gefäßen verwachsen war. Daraufhin erhielt ich Chemotherapie, Hyperthermie-Behandlungen sowie Infusionen mit Vitamin C. Ende 2009 erlitt ich eine Lungenentzündung, weil mein Immunsystem durch die Chemotherapie stark angegriffen war. Ich wurde auf die Intensivstation des Krankenhauses gebracht und wäre beinahe gestorben. Danach nahm ich die Behandlungen mit Chemotherapie nicht wieder auf.

Bei der nächsten Kontrolluntersuchung im März 2010 stellte man fest, dass sich der Tumor etwas verkleinert hatte. Ich fragte Professor Uhl, ob ich nicht mehr tun könne, damit der Tumor weiter zurückgeht. Er gab mir die Visitenkarte von Wolfgang Maly. Ich hatte die Karte eigentlich schon vergessen, bis ich sie zufällig in einer Hosentasche fand. Da rief ich Herrn Maly an. Als ich ihn am Telefon hatte, fragte ich ihn, welche Künste er denn beherrschen würde, um mich zu heilen. Er erklärte mir, dass er für mich beten und mir die Hände auflegen würde. Damit hatte ich am allerwenigsten gerechnet. Ich hege eine grundsätzliche Skepsis gegenüber allen Dingen, die mir nicht logisch erscheinen. Mein beruflicher Hintergrund ist die Kriminologie, und da zieht man schnell etwas in Zweifel, was außerhalb der Faktenwelt liegt. Auch meine Frau, die Psychologie studiert hat, hatte große Mühe damit, Kräfte zu akzeptieren, die sie sich nicht erklären kann. Wir pflegen beide eine große Distanz zur Esoterik. Doch Herr Maly erklärte mir ganz ruhig, wie er die Meditation durchführt und worauf es dabei ankommt.

Ich weiß nicht, ob es seine Stimme war, die ruhig, offen und freundlich klang, aber ich vertraute ihm und ließ meine Zweifel einstweilen fallen. So fuhr ich mit meiner Frau im April 2010 in das Kloster der Steyler Missionare in Steyl, in dem Herr Maly die Meditationen abhält. Die erste Begegnung war außergewöhnlich. Seine Stimme, so wie ich sie vom Telefon kannte, entsprach seiner äußeren Erscheinung. Schon nach den ersten paar Minuten fühlten wir uns angenommen und hatten das Gefühl, an einen integren Menschen geraten zu sein, dem das Schicksal seiner Patienten wirklich ans Herz geht. So begann unsere erste Meditation mit Handauflegen. Es war am Anfang fremd für mich, da ich so etwas noch nie mitgemacht hatte. Mir wurde ganz warm an den Stellen, wo Herr Maly die Hände auflegte, obwohl seine Hände gar nicht richtig auflagen, sondern in einem Abstand von etwa einem Zentimeter über der Bekleidung waren.

Meine Frau sollte gut aufpassen, da sie die Maly-Meditation mindestens jeden zweiten Tag mit mir machen sollte. Während sie uns zusah, fiel ihr auf, dass die Luft über mir flirrte, so wie man das im Sommer beobachten kann, wenn die Sonne auf einen erhitzten Asphaltweg scheint und die Luft zum Flimmern bringt. Wie bei allen neuen Dingen wich mit der Zeit die Euphorie. Stattdessen empfand ich die Meditation immer stärker als Erfahrung für mein Leben. Ich weiß nicht, wie ich es sagen soll, aber irgendetwas passierte mit mir, etwas, das mich veränderte. Anfangs fuhren wir einmal in der Woche zu Herrn Maly ins Kloster nach Steyl, danach alle zwei Wochen. Seither meditiert meine Frau jeden Tag mit mir. Ich bin davon überzeugt, dass die Maly-Meditation uns geholfen hat. Im Januar 2011 war ich zur Kontrolluntersuchung. Vom Tumor war nichts mehr zu sehen. Im November 2011 zeigte sich nach der Blutanalyse, dass die Tumormarker die Werte eines gesunden Menschen hatten. Ich hatte das Gefühl, dass der Tumor vollkommen weg ist und ich wieder ganz gesund bin. Und tatsächlich hat die PET-(Positronen-Emissions-Tomographie-)Aufnahme vom Februar 2012 gezeigt, dass nichts mehr da ist vom Tumor, dass ich vollkommen gesund bin.

Aber ausruhen und das alte bequeme Leben wiederaufnehmen ist nicht drin. Meine Frau und ich machen jeden Tag die Maly-Meditation, weil sie den Geist stärkt, und der Geist den Körper. Ich bedaure, dass sich in Holland so wenige Menschen für diese Form der Meditation mit Handauflegen begeistern können. Wir haben starke Kräfte in unserem geistig-körperlichen System, die nur darauf warten, genutzt zu werden. Die Meditation von Herrn Maly zeigt dies – zumindest für meine Person – ganz deutlich. Ich hoffe, dass Herr Maly noch lange mit seiner heilsamen Arbeit wirken wird, und dass möglichst viele Krebspatienten den Weg zu ihm finden, um Heilung oder Besserung ihrer Krankheit zu erfahren.«

Dr. Tin W. J. Plomp, Hasselt, Niederlande

»Vor gut zehn Jahren begann die Krankengeschichte meiner Frau: zuerst Brustkrebs, dann Eierstockkrebs, dann Metastasen im Bauchraum. Sie wurde operiert, bekam Chemotherapie; der Krebs blieb. Glücklicherweise hatte sie in all den Jahren kaum Schmerzen. Aber die Angst um ihr Leben trieb sie immer wieder in die Fänge von obskuren Heilern und Energietherapeuten, die teure Seminare auf Mallorca und Griechenland anbieten und Hilfe versprechen, die sie nicht ansatzweise zu leisten imstande sind. Meine Töchter und ich mussten mit ansehen, wie meine Frau sich uns und vor allem mir immer mehr entfremdete. Einer dieser Energietherapeuten riet meiner Frau, ihre Zeit nicht mit ihren Enkelkindern zu verbringen, obwohl vor allem die Kleinen ihr immer viele schöne Momente bereitet hatten. Eine andere Heilerin empfahl meiner Frau, sich von mir zu trennen, weil meine Energien ihr angeblich schaden würden und ursächlich für ihre Erkrankungen seien. Als meine Frau sich einer Operation am Herzen unterziehen musste, erklärte ihr diese Dame, dass solch ein Eingriff absolut überflüssig sei, dass sie das überhaupt nicht bräuchte, wenn sie nur ihre Heilsitzungen regelmäßig besuchen würde.

Ich selbst hatte damals kaum noch Zugang zu meiner Frau. Sie war regelrecht abhängig von diesen Heilern. Meine Töchter und mich erinnerten diese Zustände an Sekten, die versuchen, ihre Opfer von ihren Familien und ihrem sozialen Umfeld loszureißen. Als sich der Zustand meiner Frau immer mehr verschlechterte, begann die Heilerin, sie zu beleidigen. Sätze wie »… da riecht man ja schon den Tod …« waren an der Tagesordnung. Die Dame, die meiner Frau eigentlich helfen wollte und dafür viel Geld nahm, schädigte und beleidigte sie in einem fort. Als meine Frau ihre Gehässigkeiten nicht mehr ertragen konnte, beendete sie die Sitzungen bei dieser Heilerin. Ich und meine Töchter waren froh darüber. Danach normalisierte sich auch unser Verhältnis wieder. Ich schreibe das auf, weil solche selbsternannten Energietherapeuten kranke Menschen, die sich an jeden Strohhalm klammern, schädigen und ausnutzen, anstatt ihnen zu helfen. Ich schreibe das, damit Menschen, die in einer ähnlichen Situation sind, wie meine Frau es damals war, nicht solchen Betrügern auf den Leim gehen.

Eigentlich war ich, was Heiler betrifft, mehr als bedient. Doch als ich Wolfgang Maly in dem Film *Das Geheimnis der Heilung* sah, hatte ich sofort ein gutes Gefühl. Wir vereinbarten einen Termin, und sowohl meine Frau als auch ich waren froh über diesen Kontakt. Er nahm sich Zeit für meine Frau und ging auf sie ein. Von da an fuhren wir regelmäßig zu ihm. Sie freute sich jedes Mal auf diese Treffen. Für uns beide waren die Fahrten zu Herrn Maly immer wie ein Ausflug. Ich fuhr meine Frau dorthin und ließ sie allein mit Herrn Maly, weil ich wollte, dass sie diese Zeit ganz für sich allein genießen konnte. Zu Hause meditierte ich mit ihr, jeden Tag. Abends, wenn ich von meiner Arbeit kam, wartete sie schon ungeduldig darauf. Es waren schöne gemeinsame Momente, und ich hatte endlich das Gefühl, wirklich etwas für sie tun zu können. Man steht als Ehemann ja doch recht ratlos und auch hilflos daneben und ist dem anderen kaum eine echte Hilfe. Durch die Meditation und vor allem durch die Treffen mit Herrn Maly wurde meine Frau wieder zuversichtlich. Sie fasste wieder neuen Lebensmut, trotz ihrer Krankheit. Während all dieser Zeit wurde meine Frau von einem Onkologen betreut, der offensichtlich vergessen hatte, sie darauf hinzuweisen, auf einen regelmäßigen Stuhlgang zu achten. Selbst als meine Frau über starke Bauchschmerzen klagte, untersuchte er sie nicht und schlug ihre Bedenken in den Wind. Die Schmerzen, die meine Frau hatte, rührten von einem Darmverschluss her, der sich offenbar – das weiß ich heute im Nachhinein – häufig im Zusammenhang mit bestimmten Chemotherapeutika bilden kann. Meine Frau starb an den Folgen des Darmverschlusses. Vielleicht würde sie heute noch leben, wenn der Arzt seiner ärztlichen Sorgfaltspflicht nachgekommen wäre. Ich kann sie nicht mehr lebendig machen, egal, wie wütend ich auf diesen Arzt bin.

Ich glaube, es ist im Sinne meiner Frau, wenn ich Ihnen schreibe, dass man als Patient und auch als Angehöriger gut darauf schauen sollte, wem man sich und seine Gesundheit anvertraut. Es gibt gute und schlechte Ärzte und gute und schlechte Heiler. Wenn Sie merken, dass man Sie nicht ernst nimmt, und wenn Sie nur wie eine Nummer behandelt werden, dann wechseln Sie den Onkologen, den Heiler oder Heilpraktiker. Wer in einem Heilberuf tätig ist, sollte das mit ganzem Herzen tun und alles zum Wohle seiner Patienten aufbringen. Ich danke Wolfgang Maly dafür, dass er das für meine Frau und auch für mich getan hat und dass uns durch die gemeinsamen Meditationen viele schöne Momente beschert waren.«

R. Z., Dortmund

»Am 1. Dezember 2010 bekam ich die schockierende Diagnose Brustkrebs mit Lebermetastasen. Die Ärztin sagte mir damals, man könne mich nicht mehr heilen und die Metastasten könne man nicht operieren. Ich stand unter Schock, da ich ja nun einmal erst 38 Jahre alt war, verheiratet und Mutter eines siebenjährigen Jungen. Meine Familie liebe ich über alles und wollte auf gar keinen Fall aufgeben. Aber bei den Ärzten fand ich keinen Rückhalt. Ich wusste, es muss einen anderen Weg geben! Dann kam der Film *Das Geheimnis der Heilung* im Fernsehen. Mein Vater hat mich darauf aufmerksam gemacht. Er unternahm gleich alles, um mit Ihnen, Herr Maly, in Kontakt zu kommen. Ich bekam dann einen Termin bei Ihnen in Holland. Sie haben so eine beruhigende Art; man fühlt sich sofort wohl bei Ihnen. Sie haben sich in Ruhe meine Geschichte angehört und mir gut zugesprochen. Als die Meditation begann, merkte ich sofort, dass etwas mit mir passierte. Ich konnte mir gut vorstellen, wie das heilende Licht Gottes sich in meinem Körper verteilte. Ich stellte mir vor, wie der Tumor in der Brust sowie die Lebermetastasen alle kleiner wurden. Nach der Meditation fühlte ich mich wie neu geboren, so, als wäre ich ganz gesund. Ab dem Zeitpunkt ging bei mir alles bergauf. Ich fand andere Ärzte, die mich gut behandelt haben. Ich bekam dann insgesamt 14 Chemos; jeden Donnerstag. Es ist wie ein Wunder, aber mir war die ganze Zeit während der Chemo nicht einmal übel. Ich hatte lediglich einmal Probleme mit Sodbrennen. Das fand ich aber nicht wirklich schlimm. Mir sind zwar auch die Haare ausgefallen, aber das fand ich auch nicht schlimm. Heutzutage gibt es ganz tolle Perücken. Nach den ersten Chemos musste ich ins MRT (in die Röhre), und das war der große Augenblick für mich! Ergebnis: Alle Metastasen in der Leber sind kleiner geworden! Juhuu! Mein Onkologe schickte mich dann ins Krankenhaus (Brustzentrum). Dort wurde ein Ultraschall von meiner Brust gemacht, und man konnte sehen, dass auch der Tumor in der Brust kleiner geworden war. Nun bekam ich noch einige Chemos, und Ende April – nach 14 Chemos insgesamt – konnte der Brusttumor operativ entfernt werden. Er war mittlerweile so klein geworden, dass die Ärztin sagte, man dürfe nicht mehr so lange warten, sonst könne man den Knoten nicht mehr sehen.

Die Brust-OP hatte ich gut überstanden, alles lief prima. Ich war zwischenzeitlich immer wieder bei Ihnen, Herr Maly, zur Meditation. Auch zu Hause habe ich zusammen mit meinem Mann fast täglich meditiert. Ab und zu habe ich auch mal alleine meditiert. Je öfter man meditiert, desto besser geht es. Man kann sich immer besser darauf konzentrieren. Es ist ein schöner Moment, wenn mein Ehemann mit mir meditiert. Dann fühle ich die Wärme und die Liebe Gottes. Es kam auch vor, dass unser kleiner Sohn dazukam und mir ganz selbstverständlich auch seine kleinen Hände auflegte. Ich fand das so toll. Es war einfach schön, und ich spürte die ganze Liebe und Wärme Gottes und meiner Familie.

Im Juli war es dann so weit: Die Lebermetastasen konnten jetzt doch operativ entfernt werden. Sie waren allerdings kaum noch sichtbar. Im Uniklinikum Freiburg hat man mir den rechten Leberlappen entfernt, wo ursprünglich alle Metastasen saßen. Laut Operationsbefund war allerdings nur noch eine Metastase vorhanden. Ich hatte dort tolle Ärzte. Die OP dauerte circa sechs Stunden, und es verlief alles gut und ohne Komplikationen. Schnell konnte ich mich erholen und lag insgesamt gerade einmal elf Tage im Krankenhaus. Während der OP hatten Sie, Herr Maly, mein Foto genommen und aus der Ferne für mich gebetet. Vor der OP hatte ich kaum Angst, da ich wusste, dass Gott, meine Familie, Freunde und Sie mir beistehen. Ich war mir sicher, dass alles gutlaufen wird. So war es dann auch. Die weiteren MRT-Untersuchungen verliefen alle gut. Die Leber ist frei von Metastasen und regeneriert sich wieder. Mein Onkologe sagte mir, dass ich viel Glück gehabt hätte und wir davon ausgehen könnten, dass nichts Bösartiges mehr in meinem Körper ist! Also bin ich gesund! Das Ganze hat ein Jahr gedauert. Ich fühle mich super und habe jetzt, im Januar 2012, wieder mit der Arbeit angefangen. Meine Haare sind auch wieder schön gewachsen. Alle sagen, ich würde jetzt besser als je zuvor aussehen. Nun bin ich so glücklich und dankbar, dass Sie, Herr Maly, mir den Weg gezeigt haben, an die Liebe und die Heilung Gottes zu glauben.«

Jennifer Mönnich, Brake

»Ich habe Wolfgang Maly im privaten Umfeld kennengelernt und von seiner persönlichen Krankengeschichte erfahren als auch von der Meditationsform, die er für sich entwickelt hat.

Als er seine Gedanken zum Thema Krebs erörterte und über die erstaunlichen Heilerfolge mit Krebskranken berichtete, wurde für mich als Zuhörer spürbar, wie sehr ihn seine Mission beseelte. Was er da mit leuchtenden Augen erzählte, berührte mich sehr. Dennoch muss ich zugeben, dass ich in meinem Denken und auch im Beruf ein zunächst sehr von den Naturwissenschaften und der Technik geleiteter Mensch bin. Trotzdem bat ich ihn um eine persönliche Einführung in seine Meditation.

Zwar bin ich völlig gesund und mit keiner ernsthaften ärztlichen Diagnose konfrontiert. Aber ich hatte anderweitigen Kummer. Als ich zu Beginn meiner Schwangerschaft nach einer langjährigen Beziehung vom Vater meines Kindes verlassen wurde, setzte diese Verletzung meiner Seele stark zu. Die Belastung als alleinerziehende Mutter und die damit einhergehende Verantwortung als auch die konfliktbeladene Auseinandersetzung mit dem Kindesvater führten zu einer chronischen Überbelastung mit Schlafmangel und negativem Stress. Schon kurz nach der Entbindung manifestierte sich dieser Stress körperlich in Form schmerzhafter Hautirritationen sowie asthmatischer Reaktionen der Lunge. Diese Symptome traten regelmäßig nach Auseinandersetzungen mit dem Kindesvater auf. Die Ärzte konnten die Hautreaktionen weder lindern, geschweige denn heilen.

Bei allem Glück, das ich als Mutter empfinde, war ich schon seit geraumer Zeit auf der Suche nach einem Ansatz, um mein Seelenheil wiederherstellen, mich entspannen und dem Kindesvater vergeben zu können. Trotz meiner Bemühungen spürte ich deutlich, dass ich mich ohnmächtig fühlte, wenn es um die angestrebten Ziele ging. Mein Beweggrund für die spontane Idee, Wolfgang Maly um eine Meditation zu bitten, war meine Suche nach Lösungen im Sinne meines Seelenheils. Die Erfahrung von nur zwei Meditationssitzungen war schon eine wegweisende, die offenbar eine nachhaltige Transformation ausgelöst hat.

Was ich beide Male als sehr überraschend erlebt habe, war die enorme Hitze, die sich beim Handauflegen unvermittelt zwischen Wolfgang Malys Händen und beispielsweise meiner Stirn aufbaute. Bei der zweiten Sitzung konnte ich mich als kopfgesteuertes Wesen bereits deutlich besser auf die Meditation einlassen. Ich hatte das Gefühl, mit dem gesamten Oberkörper in eine Art Wärmekokon eingehüllt zu sein. Die Traumatisierungen durch das »Sitzengelassensein« und durch anhaltende Konflikte hatten sich angefühlt wie ein Verbluten und wie ein Verlust von meinem an sich starken, in der Kindheit durch die große Liebe meiner Eltern aufgebauten Urvertrauen. Die Wärme, die ich während der Meditationen erlebt habe, schien den positiven Urzustand wiederherzustellen. Ich fühlte mich geradezu in einen Zustand kleinkindlicher, vielleicht sogar embryonaler Geborgenheit zurückversetzt, in einen Zustand, in dem angenehme Wärme, Geborgenheit, Sorglosigkeit, grenzenloses Vertrauen und reine menschliche Liebe empfunden werden. Nach der Meditation war alle Angespanntheit wie weggeblasen. Zu Hause fühlte ich mich todmüde und bettschwer, obwohl ich noch in den vorangegangenen Nächten ruhelos Gedanken gewälzt hatte. Nach der zweiten Meditation war es genau umgekehrt. Während ich zuvor hauptsächlich Übermüdung und Erschöpfung gespürt hatte, war ich danach von einem Tatendrang erfüllt und fühlte meine Sinne deutlich geschärft, etwa beim Hören von Musik.

Was ich auch als sehr schön empfand, war, dass wir uns während der Meditation darauf konzentriert haben, wieder eine positive Vorstellung vom Kindesvater herbeizuführen, indem wir ihn gedanklich gesegnet und ihm Gutes gewünscht haben. Auch wenn ich keine erneute Frau-Mann-Beziehung mit ihm anstrebe, so bin ich um des Glücks unserer gemeinsamen Tochter willen doch daran interessiert, ein gutes Verhältnis zu ihm zu pflegen. Abgesehen davon möchte ich keine negativen Gefühle gegen ihn hegen und glaube, dass Vergebung einen guten Boden bereitet. Mit Hilfe der Maly-Meditation habe ich es geschafft, eine bessere Haltung ihm gegenüber einzunehmen. Tatsächlich habe ich während der Meditation schöne Szenen mit dem Kindesvater gesehen, aus gemeinsamen glücklichen Tagen, die ich mir unbeschwert ansehen konnte. Aus meiner persönlichen Erfahrung heraus glaube ich, dass die Maly-Meditation nicht nur bei schwerer körperlicher Krankheit helfen kann, sondern auch bei Kummer, Sorgen, Verzweiflung und Trauer.«

B. N., München

»Ich hatte Krebs, Bauchspeicheldrüsenkrebs. Im April 2010 wurde der Tumor entfernt, und zwar restlos. Eigentlich hätte ich allen Grund zur Freude gehabt. Aber ich hatte in erster Linie Angst, dass er zurückkommt. Die Ärzte erklärten mir, dass das Risiko eines Rückfalls ziemlich hoch ist und dass die Angst davor das Risiko noch zusätzlich erhöhen könnte. Da war ich also noch mal davongekommen und jetzt war ich in einem Teufelskreis gefangen. Angst ist ja ein ziemlich unkalkulierbarer Begleiter. Irgendwie ist sie immer da, ständig. Ich wusste, dass ich sie irgendwie in den Griff kriegen musste. Zuerst lernte ich verschiedene Methoden, um ruhiger zu werden, z. B. durch eine Art Selbsthypnose. Das half mir schon weiter. Doch dann sah ich den Film *Das Geheimnis der Heilung,* der ja auch die Meditation von Wolfgang Maly zeigt.
Nach dem Film war es erst einmal vorbei mit meiner inneren Ruhe. Irgendwie war ich mir nicht mehr sicher, ob ich das Rich-

tige tun, und vor allem, ob ich genug für mich und meinen Heilungsprozess tun würde. Gut, bislang waren die Kontrolluntersuchungen immer positiv ausgegangen, aber was hieß das schon? Ich wusste ja, dass schon bei der nächsten Untersuchung alles anders aussehen könnte. Vielleicht würde mir dieser Wolfgang Maly helfen können. Ich war neugierig und vereinbarte einen Termin. Das war Anfang 2011. Schon beim Gespräch wusste ich, dass ich an der richtigen Adresse war. Während der Meditation, als er mir die Hände auflegte, hatte ich dann so ein wohliges Gefühl im Bauch, nicht nur wegen der Wärme, sondern – na ja – es hat sich richtig gut angefühlt, und ich war irgendwie beruhigt. Seitdem ist ein Jahr vergangen. Die Angst ist immer noch da, aber mit der Meditation ist sie nicht mehr so übermächtig, und bislang bin ich – toi, toi, toi – krebsfrei.

Meine Frau meditiert regelmäßig mit mir, aber ich meditiere auch allein, vor allem, wenn ich beruflich unterwegs bin. Dabei stelle ich mir vor, wie das Licht durch meinen Körper wandert und mich gesund macht. Interessanterweise sieht das Licht fast jedes Mal anders aus. Ich weiß nicht genau, woran es liegt, aber ich habe schon so ziemlich jede Farbe des Regenbogens erlebt, wenn ich so in mich gehe und meditiere. Ich weiß, dass ich diesen Ruhepol brauche, dass ich daraus Kraft schöpfe und meine Angst so in Schach halten kann. Wenn ich nicht gerade im Ausland bin, fahre ich nach Möglichkeit alle zwei Wochen zu Herrn Maly. Nach den Sitzungen mit ihm bin ich immer viel ruhiger als vorher. Irgendwie gibt es mir Kraft und Zuversicht, um weiterzumachen.«

G. F., Mülheim an der Ruhr

»Es war eine glückliche Fügung. Im Jahre 2001 lernte ich Wolfgang Maly kennen. Wie wichtig er mir noch werden sollte, wusste ich zu diesem Zeitpunkt nicht. Ich hatte eine brusterhaltende Operation nach der Diagnose Mamakarzinom hinter mich gebracht und hoffte, damit alles überstanden zu haben. Ein knappes Jahr später schlug das Schicksal erneut zu. Wieder wurde ich operiert, aber es gab noch undefinierbare Zellveränderungen an der Schnittstelle. Die Ärzte rieten mir zu einer Brustamputation.

Ich suchte Wolfgang Maly auf. Er meditierte mit mir und legte mir die Hände auf. Die Behandlung dauerte etwa eine halbe Stunde, wobei ich jeglichen Zeitbegriff verloren hatte. Es geschah aber etwas anderes mit mir. Bilder stiegen in meinem Kopf auf. Farben breiteten sich aus. Manches machte mir Angst. Anderes wiederum füllte meinen Solarplexus mit einem warmen, sonnigen, heiteren Gefühl; so eine Art Glückseligkeit. Immer sprachen wir anschließend über das, was ich empfunden hatte. Da ich mich nun entschlossen hatte, Nägel mit Köpfen zu machen, wollten mein Mann und ich noch eine Woche verreisen. Wolfgang Maly zeigte meinem Mann das Handauflegen, um auch in unserem Kurzurlaub weitermachen zu können.

Dann war der Tag der Operation da. Als ich das Ergebnis der Ärzte bekam, war ich mehr als überrascht. Der histologische Befund sagte aus, dass keinerlei Krebszellen mehr nachgewiesen werden konnten. Selbst die vereinzelten schlechten Zellen im Randgewebe waren auf wundersame Weise verschwunden. Ob ich diesen Schritt bereut habe? Nein, er hat mich umso sicherer gemacht. Ich weiß, dass es Dinge zwischen Himmel und Erde gibt, die wir Menschen niemals werden begreifen können. Aber es ist wichtig, offen zu sein für Alternativen. Wenn der Geist krank ist, zieht der Körper nach. Wolfgang Maly hat mir geholfen. Ich war seine erste Patientin.«

C. S., Düsseldorf

»Seit vier Jahren habe ich Multiple Sklerose. Meine rechte Körperhälfte ist taub, ich habe krampfartige Schmerzen im rechten Rippenbogen, brennende Nervenschmerzen im Rücken und bin oft müde und erschöpft. Irgendwann war auch meine Blasenfunktion so stark gestört, dass ich zum Teil inkontinent war, was für mich – ich bin noch ziemlich jung – zu einer unerträglichen Belastung wurde. Alle Medikamente, die ich bislang eingenommen habe, haben keine Linderung gebracht, dafür Nebenwirkungen wie Depressionen und Magen-Darm-Probleme. Im Januar 2011 war ich zum ersten Mal bei Wolfgang Maly. Nach der Meditation mit Handauflegen waren meine Schmerzen weg. Ich war ruhig und entspannt.

Eigentlich hätten mein Mann und ich die Meditation regelmäßig machen sollen. Aber irgendwie konnte ich nicht so richtig an die Wirkung glauben. Das hatte wahrscheinlich damit zu tun, dass viele Stimmen aus meinem Umfeld so etwas wie Handauflegen für Blödsinn hielten und ich mich davon beeinflussen ließ. Trotzdem machten wir die Meditation, nicht jeden Tag, aber in größeren Abständen. In dieser Zeit verbesserte sich meine Blasenfunktion so sehr, dass die Inkontinenz ganz verschwand. Was für ein Glück! Ich dachte mir: ›Dann muss ja doch was dran sein.‹

Seit unserer zweiten Begegnung mit Wolfgang Maly, ein gutes halbes Jahr nach dem ersten Treffen, glaube ich fest an die Kraft der Selbstheilung, die durch die Maly-Meditation ausgelöst wird. Herr Maly hat uns noch einmal darin bestärkt, jeden Tag zu meditieren, und das tun wir jetzt auch (fast).

Wenn mein Mann mir die Hände auflegt, gehen die Schmerzen weg. Manchmal bin ich sogar noch am nächsten Tag schmerzfrei. Vor allem kriege ich durch die Meditation wieder Hoffnung. Interessant ist auch, dass mein Mann und ich während der Meditation die gleichen Farben sehen. Wenn wir uns nach der Meditation unterhalten, stellen wir immer wieder fest, dass jeder von uns entweder Rot oder Blau oder Gelb gesehen hat. Und noch etwas scheint mir faszinierend. Nach der Meditation erzähle ich meinem Mann, wo ich die Wärme gespürt habe. Das sind dann wirklich immer genau die Körperstellen, zu denen er mir das Licht »geschickt hat«. Er stellt sich nämlich ganz genau vor, dass er das heilende Licht zu den Körperstellen leitet, die entweder schmerzen oder taub sind. Ich wusste schon immer, dass mein Mann mich liebt. Aber seit er mit mir meditiert und mir seine Hände auflegt, spüre ich es auch. Er geht richtig in die Meditation rein, um mir zu helfen und meine Situation zu verbessern. Das macht er wirklich gut, und ich bin ihm sehr dankbar dafür. Ich wünsche allen Menschen, die krank sind und sich nicht zu helfen wissen, dass sie einen Weg zur Maly-Meditation finden, so wie ich ihn gefunden habe, wenn auch nicht gleich auf Anhieb.«

I. K., Buchloe

»Durch eine Fernsehsendung wurde ich auf Herrn Maly aufmerksam und besuchte ihn in seiner Praxis. Nach ausführlichen Vorgesprächen über meine Krebserkrankung führten wir an drei aufeinanderfolgenden Tagen die Maly-Meditation durch. Während der ersten beiden Sitzungen spürte ich beim Handauflegen durch Herrn Maly einen besonderen Energiefluss, speziell in meinem Kopf. Ich empfand dies als einen sehr intensiven Energiezufluss, so, als ob meine Hirnzellen sich neu ausrichteten.
Am dritten und letzten Meditationstag sprachen wir ausführlich über meine Tierphobie, über die möglichen Ursachen und Erscheinungsformen. Seit meiner Kindheit litt ich an einer unerklärlichen Tierphobie. Ich hatte panische Angst, wenn sich mir

ein Tier näherte z. B. freilaufende Hunde, Katzen, Weidetiere, selbst Meerschweinchen. Es war so schlimm, dass ich Schreianfälle, Schweißausbrüche, Weinkrämpfe und sogar Herzattacken bekam, sobald ein Hund nur an mir schnuppern wollte. Kurz nach Beendigung der Maly-Meditation fiel es mir wie Schuppen von den Augen, dass ich in meiner Kindheit sehr viele Horrorfilme und Psychothriller gesehen hatte. Herr Maly sah einen möglichen Zusammenhang zwischen diesen Filmen und meinen Phobien. Wir glaubten, den ›Knoten gelöst zu haben‹. Drei Tage später ging ich mit meiner Familie im Park spazieren. Da kam uns ein freilaufender Hund entgegen. Interessanterweise hatte ich kaum Angst, was mich und meine Familie verblüffte. Am selben Tag ging ich gewissermaßen auf »Hundejagd«, um mich selbst zu testen. An den folgenden Tagen streichelte ich sogar jeden Hund, den ich sah. Ich war sehr glücklich, die Angst, die mich mein Leben lang begleitet hatte, überwunden zu haben. Seither ist ein Jahr vergangen. Nun ist meine Prüfungsangst an der Reihe, die ich ebenfalls zu überwinden hoffe. Ich freue mich schon auf das Treffen mit Herrn Maly. Die Begegnung mit ihm eröffnete mir die Zuversicht, um an meine eigenen Kräfte glauben zu können sowie an die Heilkraft mancher gesegneter Hände.«

A. K., Mannheim

»Am 1. März 2011 wurde die Diagnose eines isolierten klinischen Syndroms (eine entzündliche Erkrankung des Rückenmarks, ähnlich einer Multiplen Sklerose) gestellt, nachdem mein linker Fuß beim Joggen und Gehen zunehmend Probleme bereitete. Diese Diagnose, verbunden mit den den Alltag erheblich beeinträchtigenden Gehstörungen, traf mich wie ein Blitz aus heiterem Himmel und ängstigte mich sehr. Schulmedizinische Therapien sind nur eingeschränkt verfügbar und angesichts der möglichen Nebenwirkungen im Moment keine Option für mich. Damit war schon unmittelbar nach der Diagnose klar, dass ich meine Gesundung – oder zumindest den Erhalt des Status – selber in die Hand nehmen müsste. Darin liegen bis heute Last und Chance zugleich. An guten Tagen überwiegt die Sicht auf die Chancen, die sich ergeben, an schlechten Tagen drückt die Last der Verantwortung für die eigene Gesundheit und Heilung. Bei allen Zukunftsängsten, die mich bis heute nicht ganz zur Ruhe kommen lassen, habe ich mich mit großer Überzeugung von Beginn an auf meine Intuition verlassen. Zur Bestätigung meiner sehr individuellen Bewältigungsstrategie lese ich von schulmedizinischer Literatur über Selbsthilfebücher für Multiple-Sklerose-Erkrankte bis hin zu Büchern über Selbstheilung alles, was mir hilfreich für die Bewältigung der Krankheit erscheint.

Getragen bin ich bis heute von der festen Überzeugung, dass meine Krankheit die Quittung für zwanzig Jahre beruflicher und persönlicher Überlastung ist. Die vielfältigen Warnzeichen meines Körpers habe ich ignoriert und sehe mich nun mit einer Erkrankung konfrontiert, die sich nicht ignorieren lässt. Die gesundheitlichen Schäden, die ich mir zugefügt habe, sollten sich auch durch mein Verhalten positiv, im Sinne einer Besserung und Heilung beeinflussen lassen, so meine Überzeugung. Frei nach der Aussage, die Moshe Feldenkrais zugeschrieben wird, dass Heilung die Fähigkeit eines komplexen Systems sei, Traumata und Beeinträchtigungen zu überwinden und sich dabei bei Bedarf Hilfe zu holen, habe ich mir von Beginn der Krankheit an Unterstützung auf dem Weg der Heilung geholt. Neben einer Psychotherapeutin, einem Feldenkrais-Lehrer und einem Heilpraktiker gehören zu meinen Unterstützern seit einiger Zeit auch Wolfgang Maly und die von ihm entwickelte Heilmeditation.

Die Rolle der Maly-Meditation ist bei mir in dieses Gesamtkonzept einer individuellen Heilung integriert. Dabei verfolge ich drei Ziele:

1. Ich stabilisiere meine Psyche, bearbeite die Angst vor einem fortschreitenden Verlauf und einer dauerhaften Behinderung.
2. Ich sensibilisiere mich für die motorischen Möglichkeiten meines Körpers trotz neurologischer Irritationen.
3. Ich möchte mittelfristig wieder gesund werden und Selbstheilung anstreben.

Um meinem Körper, der mit der Bewältigung dieser ernsten chronischen Erkrankung beschäftigt ist, zusätzliche Belastungen zu ersparen, entschied ich mich bereits im Krankenhaus für eine vegetarische Ernährung, die ich mittlerweile sogar zu einer veganen Ernährung ausgebaut habe. Hintergrund ist die Studie von Swank, die nahelegt, dass ein Zusammenhang zwischen dem Verzehr tierischen Fetts und Autoimmunerkrankungen, speziell des Nervensystems, bestehen könnte. Es geht mir gut mit dieser Entscheidung, und sie ist ein täglich sichtbares Zeichen für eine Veränderung in meinem Leben. Dass seither meine Blutwerte ideal sind, ist ein willkommener Nebeneffekt, der mir aber zeigt, dass Verhaltensänderungen nicht ohne gesundheitliche Auswirkungen bleiben. Da die Symptome neurologischer Erkrankungen des Rückenmarks sehr launische sind und gute Tage ohne nennenswerte Symptome von Tagen mit erheblichen motorischen Einschränkungen abgelöst werden, liegt eine große Herausforderung darin, belastende Situationen, die zur temporären Verschlechterung der Symptome führen, zu reduzieren.

Als ich auf der Suche nach geeigneten Formen der Sammlung

und Stressreduktion war, begegnete mir erneut der Fernsehbericht über die Maly-Meditation. Zwar bin ich nicht lebensbedrohlich erkrankt, dennoch erschien mir die Aktivierung von Selbstheilungskräften auch im Fall eines geschädigten Rückenmarks möglich. Die Bildung neuer Nervenzellen im Rückenmarkt zu stimulieren und zugleich die entzündlichen Prozesse, die als Ursache der zervikalen Myelitis angesehen werden, zu begrenzen, scheint mir durch Meditation möglich. Ebenso war ich an der entspannenden und sich auf das Immunsystem modulierend auswirkenden Meditation interessiert. Als Geisteswissenschaftlerin ist mir jedoch das ausschließliche Vertrauen auf die eigene Intuition zu wenig. In der neuroimmunologischen Fachliteratur fand ich sehr schnell Studien, die die unmittelbare Wirksamkeit der Meditation auf das Immunsystem belegen.

Nach der ersten Meditation bei Wolfgang Maly und bestärkt von den Erkenntnissen der Neuroimmunologie begannen mein Mann und ich, die Maly-Meditation konsequent in unser Leben zu integrieren. Trotz vielfältiger beruflicher und privater Belastungen ist es uns bisher gelungen, jeden Tag mindestens 20 Minuten die Maly-Meditation durchzuführen. Stets am gleichen Ort in unserem Haus, und auch wenn wir auf Reisen sind, findet sich immer eine Gelegenheit, um am Ende des Tages zu meditieren. Eine Vorgehensweise, die auch George Jellinek, ein an Multiple Sklerose erkrankter Arzt, aus eigener Erfahrung auf dem Weg zur Heilung dringend empfiehlt.

Wie wirkt die Maly-Meditation bei mir? Nach der Meditation sind aufgrund der Tiefenentspannung auch an symptomreichen Tagen Bewegungen wieder möglich, die zuvor unmöglich schienen. Das Treppensteigen fällt mir wieder so leicht wie vor der Erkrankung. Ich führe jeden Abend nach der Meditation gymnastische Übungen durch, die mir unmittelbar vor der Meditation nicht gelingen und die mir Abend für Abend das zuversichtliche Gefühl geben, das eigene Befinden positiv beeinflussen zu können. Keine Meditation ist, trotz vergleichbarer Rahmenbedingungen, identisch. Neben der Tiefe der Entspannung, die natürlich von der individuellen Verfassung und den Tagesereignissen abhängig ist, berichtet mein Mann davon, dass die betroffene Region in meinem Nacken, dort, wo die Rückenmarksläsionen lokalisiert sind, sich mal kühl und mal sehr heiß anfühlt, er ein Kribbeln der Kopfhaut oder der Stirn spürt und an besonders entspannten Tagen das Pulsieren des Liquors meines Rückenmarks fühlen kann. Das sind die unmittelbaren Auswirkungen der Meditation.

Bedenkt man, dass Stressreduktion einen günstigen Einfluss auf das Immunsystem hat und die modulierende Wirkung der Meditation auf das Immunsystem hat nachgewiesen werden konnte, leistet die Maly-Meditation für mich und meine spezifische Erkrankung schon einen ersten Schritt in Richtung Heilung. Mit der in der Meditation eingesetzten Imagination strebe ich den mittelfristigen Heilungsprozess, das heißt die Rückbildung der Vernarbungen in meinem Rückenmark an. Dass dies möglich ist, zeigt die Geschichte Wolfgang Malys, aber auch die Literatur, die die neuronale Wirksamkeit von Imagination mittlerweile belegen kann. Die Zeit wird zeigen, inwiefern diese sicher nicht geringen Erwartungen erfüllt werden, in jedem Fall aber bietet mir die Meditation schon jetzt die Möglichkeit der Entspannung, der Stressreduktion und der partnerschaftlichen Verbundenheit, die in Phasen der Krankheit beiden Partnern helfen, der nicht immer einfachen Situation aktiv zu begegnen.«

B. A., Münster

14
Die Maly-Meditation und andere Meditationsformen

Es gibt eine Reihe von Meditationsformen und Entspannungstechniken, die ebenfalls mit inneren Bildern arbeiten. Selbstverständlich kann man auch andere Methoden nutzen, um das eigene Heilungspotenzial zu steigern. Autogenes Training eignet sich beispielsweise hervorragend, um Stress abzubauen, um zur Ruhe zu kommen und mit Hilfe innerer Bilder beispielsweise Ängste zu überwinden. Ich kann mir gut vorstellen, dass man durch entsprechende Visualisierungen auch den eigenen Gesundheitszustand beeinflussen kann.

Doch während man Autogenes Training in der Regel für sich allein praktiziert – was auch für die meisten Meditationsformen gilt –, ist die Maly-Meditation eine Partner-Meditation. Der Meditierende wird begleitet. Er meditiert nicht allein, sondern zusammen mit einem ihm nahestehenden Menschen, dem er vertraut und von dem er sich gern berühren lässt. Es sind sowohl die körperliche als auch die seelische Zuwendung, die der Meditierende erfährt, während er selbst auf Heilung hofft, dafür betet und sich vorstellt, wie das göttliche Licht liebevoll durch seinen Körper strömt und ihn heilt. Er profitiert quasi in doppelter Hinsicht von der Meditation und der damit einhergehenden Autosuggestion, nämlich von der eigenen und der des Partners, der all seine

Liebe, seine Glaubensfähigkeit und Vorstellungskraft für den Meditierenden gibt und ihn so unterstützt. Der Kranke oder Hilfsbedürftige ist nicht allein. Er fühlt sich angenommen und bestärkt in seinem Hoffen und Bestreben, eine Heilung herbeizuführen.

Dass Berührungen den Heilungsprozess unterstützen und verstärken können, konnte in vielen Studien nachgewiesen werden. Dass das Meditieren einen positiven Einfluss sowohl auf die mentale als auch auf die physische Gesundheit hat, ebenfalls. Dass innere Bilder, die die Heilung oder den Zustand vollkommener Gesundheit ausmalen, genau diesen Zustand herbeiführen können, ist mittlerweile auch wissenschaftlich belegt. All das vereint die Maly-Meditation zum Wohle derer, die sie für sich selbst oder für ihre Nächsten anwenden.

Ich werde immer wieder gefragt, ob die Meditation, die ich praktiziere, so etwas ähnliches wie Reiki ist. Auch beim Reiki werden die Hände aufgelegt. Ich selbst habe keinerlei Erfahrungen mit dieser Technik. Es ist durchaus möglich, dass beim Reiki eine positive Wirkung entwickelt werden kann und dass Menschen von solchen Sitzungen profitieren. Aber ich möchte meine Arbeit ganz klar davon abgrenzen.

Für die Maly-Meditation braucht man nichts weiter als Nächstenliebe und Empathie, sofern man die Meditation für sich selbst oder für seine Angehörigen und Nächsten anwenden möchte. Man muss sich weder von einem Meister initialisieren lassen, wie das wohl beim Reiki üblich ist, noch gibt es Grade, etwa den des Reiki-Meisters.

Ich bin davon überzeugt, dass jeder Mensch, der Empathie für andere Menschen entwickeln und empfinden kann, in der Lage ist, diesen Menschen Gutes zu wollen und dies beispielsweise in der gemeinsamen Maly-Meditation zum Ausdruck zu bringen, ohne dass er dafür initialisiert werden muss.

Nachwort

Die Erfahrungen, die ich in den vergangenen Jahren mit vielen schwerkranken Menschen gemacht habe, sind folgende: Alle Patienten wie auch ihre Angehörigen konnten durch die gemeinsame Meditation besser mit ihrer Angst umgehen. Viele Menschen sind geheilt, wenn auch längst nicht alle. Die meisten haben neue Hoffnung geschöpft und zum Teil eine deutliche Verbesserung ihrer Lebensqualität erlebt, nicht zuletzt deshalb, weil sie erfahren haben, dass es eine allumfassende Liebe gibt, die ihnen zuteilwird. Sie haben verstanden, dass man den Augenblick leben und darauf vertrauen sollte, dass Heilung möglich ist. Wenn ich mit diesem Buch einen Beitrag dazu leisten konnte, diese Einsicht in die Herzen der Menschen zu tragen, hat es seinen Sinn erfüllt.

Wenn Sie mir eigene Erfahrungsberichte mit der Maly-Meditation schreiben wollen, senden Sie diese bitte an folgende Adresse:

E-Mail: malymeditation@gmail.com
Post: Maly-Holistic-Healing
        Schwangaustraße 2
        D-86163 Augsburg

Danksagung

Ich danke allen, die mir dabei geholfen haben, die sich Gedanken gemacht und ihre Erfahrungen zur Verfügung gestellt haben, namentlich Dr. Karin Meißner, Prof. Dr. Harald Walach, Prof. Dr. Waldemar Uhl, Günter Haffelder, Pfarrer Reinhold Bittger, Ordensschwester Solana sowie alle Patienten und Angehörigen, die ihre persönlichen Erlebnisse zu Papier gebracht haben – auch wenn wir aufgrund der Vielzahl von Zusendungen leider nicht alle Berichte veröffentlichen konnten.

Danken möchte ich auch meiner lieben Frau Antje. Ohne sie wäre dieses Buch nicht entstanden. Sie hat es mit mir zusammen geschrieben, die Interviews mit den Patienten geführt, die Kontakte zu den Ärzten hergestellt, die Beiträge geordnet und zusammengeführt. Sie tat dies mit großem Engagement, Einfühlungsvermögen und journalistischer Kompetenz.